早中期肺癌诊疗口袋书

Pocket Book for the Diagnosis and Treatment of
Operable Lung Cancer

名誉主编　赫　捷　中国医学科学院肿瘤医院
　　　　　于金明　山东第一医科大学附属肿瘤医院

主　　编　刘伦旭　四川大学华西医院

U0376243

人民卫生出版社
·北京·

图书在版编目（CIP）数据

早中期肺癌诊疗口袋书 / 刘伦旭主编 . —北京：人民卫生出版社，2024.5（2025.3重印）

ISBN 978-7-117-36349-5

Ⅰ. ①早… Ⅱ. ①刘… Ⅲ. ①肺癌 – 诊疗 Ⅳ. ①R734.2

中国国家版本馆 CIP 数据核字（2024）第 101341 号

| 人卫智网 | www.ipmph.com | 医学教育、学术、考试、健康，购书智慧智能综合服务平台 |
| 人卫官网 | www.pmph.com | 人卫官方资讯发布平台 |

早中期肺癌诊疗口袋书
Zaozhongqi Fei'ai Zhenliao Koudaishu

主　　编：刘伦旭
出版发行：人民卫生出版社（中继线 010-59780011）
地　　址：北京市朝阳区潘家园南里 19 号
邮　　编：100021
E - mail：pmph @ pmph.com
购书热线：010-59787592　010-59787584　010-65264830
印　　刷：天津善印科技有限公司
经　　销：新华书店
开　　本：889×1194　1/64　印张：1.5　插页：3　字数：58 千字
版　　次：2024 年 5 月第 1 版
印　　次：2025 年 3 月第 2 次印刷
标准书号：ISBN 978-7-117-36349-5
定　　价：58.00 元

审校专家委员会 (以姓氏笔画为序) //////////////////

马敏杰　兰州大学第一医院胸外科

王　洁　中国医学科学院肿瘤医院肿瘤科

王威亚　四川大学华西医院病理科

方文涛　上海市胸科医院胸外科

叶敏华　浙江省台州医院胸外科

田　辉　山东第一医科大学附属第一医院胸外科

白晓鸣　山西省人民医院胸外科

冯　刚　四川省医学科学院·四川省人民医院胸外科

朱余明　上海市肺科医院胸外科

刘　丹　四川大学华西医院呼吸与危重症医学科

刘文亮　中南大学湘雅二医院胸外科

刘伦旭　四川大学华西医院胸外科

闫小龙　空军军医大学唐都医院胸外科

许　顺　中国医科大学附属第一医院胸外科

孙大强　天津市胸科医院胸外科

孙晓宏　新疆医科大学附属肿瘤医院胸外科

阳　诺　广西医科大学第一附属医院胸外科

杜　铭	重庆医科大学附属第一医院胸外科
李　明	江苏省肿瘤医院胸外科
李　斌	兰州大学第二医院胸外科
李　强	四川省肿瘤医院胸外科
李向楠	郑州大学第一附属医院胸外科
李忠诚	青海大学附属医院胸外科
李单青	北京协和医院胸外科
李高峰	云南省肿瘤医院胸外科
杨　帆	北京大学人民医院胸外科
杨　林	深圳市人民医院胸外科
吴　楠	北京大学肿瘤医院胸外科
何进喜	宁夏医科大学总医院胸外科
何建行	广州医科大学附属第一医院胸外科
邹炳文	四川大学华西医院肿瘤放射治疗科
宋永祥	遵义医科大学附属医院胸外科
张力为	新疆医科大学第一附属医院胸外科
张仁泉	安徽医科大学第一附属医院胸外科
张苏宁	中国医科大学附属盛京医院胸外科
陈　亮	江苏省人民医院胸外科

陈　昶　上海市肺科医院胸外科

陈　椿　福建医科大学附属协和医院胸外科

陈振光　中山大学附属第一医院贵州医院胸外科

陈锋夏　海南省人民医院胸外科

岳韦名　山东大学齐鲁医院胸外科

岳东升　天津市肿瘤医院肺部肿瘤科

周　明　广州医科大学附属肿瘤医院胸外科

赵晓菁　上海交通大学医学院附属仁济医院胸外科

胡　坚　浙江大学医学院附属第一医院胸外科

徐广全　哈尔滨医科大学附属第二医院胸外科

徐世东　哈尔滨医科大学附属肿瘤医院胸外科

高树庚　中国医学科学院肿瘤医院胸外科

郭占林　内蒙古医科大学附属医院胸外科

黄云超　云南省肿瘤医院胸外科

蒋　峰　江苏省肿瘤医院胸外科

喻本桐　南昌大学第一附属医院胸外科

程　超　中山大学附属第一医院胸外科

曾　剑　浙江省肿瘤医院胸外科

解明然　中国科学技术大学附属第一医院胸外科

蔡开灿　南方医科大学南方医院胸外科

廖永德　华中科技大学同济医学院附属协和医院胸外科

潘小杰　福建省立医院胸外科

薛建新　四川大学华西医院肿瘤中心

魏　立　河南省人民医院胸外科

编写专家委员会(以姓氏笔画为序)//////////////////////

刘宏旭　辽宁省肿瘤医院胸外科

张广健　西安交通大学第一附属医院胸外科

张兰军　中山大学肿瘤防治中心胸外科

姚文秀　四川省肿瘤医院肿瘤科

梅建东　四川大学华西医院胸外科

彭忠民　山东第一医科大学附属省立医院胸外科

谭黎杰　复旦大学附属中山医院胸外科

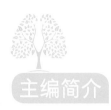

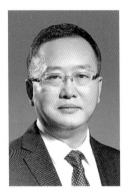

刘伦旭　四川大学华西医院常务副院长、胸部肿瘤研究所所长,四川大学二级教授,胸外科学科带头人/主任医师、博士研究生导师,享受国务院政府特殊津贴,国家卫生计生突出贡献中青年专家,英国皇家外科医师学会会员(Fellow of the Royal College of Surgeons, FRCS),四川省学术和技术带头人,四川省"天府青城计划"杰出科学家。担任国家胸外科医疗质量控制中心主任、国家卫生健康委医疗应急工作专家组胸外科组长;担任中华医学会胸心血管外科分会副主任委员/胸腔镜外科学组组长、中国医师协会胸外科分会副会长、美国胸外科学会(American Association for Thoracic Surgery, AATS)委员、欧洲胸外科医师协会(European Society of Thoracic Surgeons, ESTS)国际委员;担任《中国胸心血管外科临

床杂志》主编, *Video-assisted Thoracic Surgery* 杂志共同主编。

长期从事肺癌外科综合治疗及肺癌基础/转化研究,于微创肺外科领域进行了系统探索创新,创立"单向式胸腔镜肺叶切除术"。作为第一完成人获中华医学科技奖一等奖一项、四川省科学技术进步奖一等奖一项。围绕肺癌发生发展转移机制、肿瘤免疫及代谢微环境、肿瘤分子残留、分子靶向和生物标记、治疗抵抗机制等进行了系列研究,相关成果已转化。以第一/通讯作者在国际前沿期刊发表高水平论文 180 余篇,牵头制定国内外指南/共识 10 余部,其中包括《中国胸腔镜肺叶切除临床实践指南》、胸腔镜肺手术出血处理国际专家共识、亚洲胸腔镜肺段切除国际专家共识等;主编中英文专著 6 部,包括《单向式胸腔镜肺手术学》、*Single-direction Thoracoscopic Lung Surgery* 等。

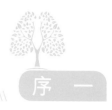

　　肺癌是我国发病率最高、死亡率最高的恶性肿瘤,伴随着人口老龄化的加剧,肺癌已经成为威胁我国人民健康的重要杀手。现代医学进入精准治疗时代以来,靶向治疗、免疫治疗等创新药物的发展,为肺癌患者点亮了新的曙光,带来了新的希望。面对2030年癌症防治的"国家目标"——提高5年生存率,必须做好癌症早筛早诊早治和规范化诊疗。如今,肺癌领域的高速发展对临床从业者提出了更高的要求,更需强调临床工作者的规范化诊疗。《早中期肺癌诊疗口袋书》基于中外指南共识,结合中国国情,为广大参与肺癌临床诊疗的各科室医务人员提供了一本速查速用的工具书。

2024 年 5 月

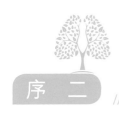

　　肿瘤治疗的精髓第一是规范,第二是精准,第三是创新。要把主观治疗客观化、客观研究标准化、群体研究个体化、个体研究精准化、复杂生命数字化,联合生物技术,实现为患者量身定制的精准智慧治疗。

　　随着新技术和新药物的不断出现,肺癌的诊断及治疗也越来越精细化。四川大学华西医院刘伦旭教授牵头编写了《早中期肺癌诊疗口袋书》,对现有最新的研究成果进行了梳理和整合,提高了肿瘤医务工作者对早中期肺癌诊治的认识和理解,从而可以更好地为患者提供规范化、同质化的诊疗方案。参与本书编纂的专家们以实际行动推进肺癌精准防治,为肺癌成为可控的慢性病做出了贡献。

2024 年 5 月

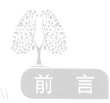

前 言

　　国家癌症中心发布的报告显示:2022年,我国肺癌新发106.06万例,死亡73.33万例,发病率、死亡率均居癌症首位。为落实《健康中国行动(2019—2030年)》的要求,提高肺癌筛查和早诊早治能力,达到肺癌诊疗目标,我们邀请了国内主要从事早中期肺癌诊疗工作的多学科专家,结合他们自己的经验并参考国内外文献撰写了本书——《早中期肺癌诊疗口袋书》。

　　本书聚焦可手术及潜在可手术的Ⅰ～Ⅲ期肺癌的诊疗规范,主要面向从事肺癌临床诊疗工作的胸外科、肿瘤科、呼吸内科、病理科等相关专业医务人员。以中外指南为基础,汇聚各大研究数据,尽可能全面反映早中期肺癌诊疗国内外最新进展,使读者可以速查速用,为临床工作提供便利。

2024年5月

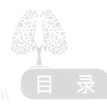

目 录

第三章　Ⅰ~Ⅲ期非小细胞肺癌的治疗　　　**35**

第一节　筛查对象的选择

肺癌在全世界范围内都有着较高的发病率和死亡率。国家癌症中心发布的最新中国恶性肿瘤流行数据显示：2022 年，中国肺癌新发 106.06 万例（占全部新发肿瘤的 21.98%），死亡 73.33 万例（占全部癌症死因的 28.48%），发病率、死亡率均居恶性肿瘤首位。本书基于《中国临床肿瘤学会非小细胞肺癌诊疗指南 2023》（简称《CSCO NSCLC 指南 2023》）及《中国临床肿瘤学会小细胞肺癌诊疗指南 2023》（简称《CSCO SCLC 指南 2023》）、《美国国家综合癌症网络非小细胞肺癌临床实践指南》2024 年第 5 版（简称《NCCN NSCLC 2024 V5 指南》）及《美国国家综合癌症网络小细胞肺癌临床实践指南》2024 年第 2 版（简称《NCCN SCLC 2024 V2 指南》）、中国抗癌学会 2022 版《中国肿瘤整合诊治指南》（以下简称《CACA 指南》）等中外指南共识，结合临床诊疗实践，为从事肺癌临床诊疗的各科室医务人员提供专业的指导意见。

　　肺癌患者的生存与其分期紧密相关,非小细胞肺癌(non-small cell lung carcinoma,NSCLC)患者的 5 年生存率随分期的增加而降低(图 1-1)。相较于 NSCLC,小细胞肺癌(small cell lung carcinoma,SCLC)患者的 5 年生存率更低(仅 6%)。

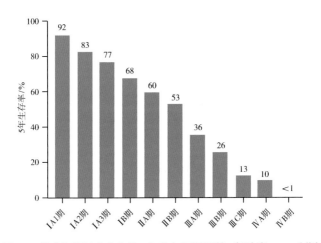

图 1-1　非小细胞肺癌患者的 5 年生存率(基于第 8 版肺癌 TNM 分期)

　　肺癌早筛、早诊和早治为患者带来更好的生存预后。与胸部 X 线片相比,低剂量螺旋 CT(low-dose computed tomography,LDCT)筛查使得存在高危因素人群的肺癌相关死亡率降低 20%。2023 年美国癌症协会(American Cancer Society,ACS)

肺癌筛查指南的推荐意见见表 1-1。

表 1-1　2023 年美国癌症协会肺癌筛查指南的推荐意见

建议每年低剂量 CT 筛查人群	1. 年龄:50 ～ 80 岁 2. 吸烟状况:当前或曾经吸烟 3. 吸烟史:≥ 20 包年(1 包年相当于 1 年内平均每天抽 1 包烟;20 年每天 1 包或 10 年每天 2 包都等同于 20 包年)
不建议筛查人群	1. 患有其他基础疾病,可能危害或妨碍肺癌的进一步评估、手术或其他治疗,包括但不限于以下情况 　• 纽约心脏协会(New York Heart Association,NYHA)分级为 4 级的充血性心力衰竭 　• 慢性阻塞性肺疾病全球倡议(global initiative for chronic obstructive lung disease,GOLD)分级为 3 度或 4 度的慢性阻塞性肺疾病 　• 失代偿性肝硬化(腹水、静脉曲张出血、肝性脑病、黄疸) 　• 终末期肾病 　• 中度或重度痴呆 　• 当前或近期(5 年内)治疗非肺癌的其他晚期疾病 　• 依赖家庭吸氧 　• 存在肺癌症状,如咯血或过去 1 年不明原因体重减轻 >15 磅(1 磅 =453.6g),此类症状需要进行诊断,而不是肺癌筛查 　• 临床衰弱指数评分为 5 分及以上 2. 预期寿命有限(<5 年);如果不确定,可使用一些辅助工具来估计预期寿命,例如肺癌风险预测计算器(lung cancer screening risk calculator,ScreenLC)等 3. 经筛查发现的癌症,不愿意接受治疗
筛查的决策	• 患者与医师共享决策,包括肺癌筛查的益处、局限性和危害 • 应建议当前吸烟者戒烟,必要时可提供咨询和药物疗法协助戒烟

第二节　肺结节的定义与分类

在影像学检查中发现的最大径≤3cm的局灶性、类圆形、密度增高的实性或亚实性肺部阴影被定义为肺结节（表 1-2）。可有孤立或多发性结节,不伴肺不张、肺门淋巴结肿大和胸腔积液等。

表 1-2　肺结节的分类方法

分类方法	结节类别		定义
结节大小	微小结节		最大径≤5mm
	小结节		最大径>5~10mm
	结节		最大径>10~30mm
结节密度	实性肺结节		
	亚实性肺结节	纯磨玻璃结节（pure ground glass nodule, pGGN）	不含实性成分
		混合磨玻璃结节（mixed GGN, mGGN）	含有实性成分
结节数量	孤立性肺结节		单个病灶
	多发性肺结节		≥2 个病灶

在肺癌风险方面:亚实性肺结节发展为肺癌的风险高于实性肺结节,随访中新发肺结节发展为肺癌的风险高于基线筛查中所见肺结节。

值得注意的是,LDCT 筛查在发现肺部微小病变的同时,也会检出大量良性结节,美国国家肺癌筛查试验(national lung screening trial,NLST)中筛查出的阳性结果有 96.4% 是假阳性。目前,全球关于阳性肺结节的定义及肺结节的管理尚无统一标准,本书对其进行罗列供读者参考(表 1-3)。

表 1-3 国内外关于阳性肺结节的定义标准

筛查	NLST (2011 年)	I-ELCAP (2006 年)	中国肺癌低剂量螺旋 CT 筛查指南(2018 年)
基线筛查	最大径 ≥4mm 的肺结节	实性 / 部分实性肺结节最大径 ≥5mm;非实性肺结节最大径 ≥8mm;任何支气管内的实性结节	实性肺结节或部分实性肺结节最大径 ≥8mm,或非实性肺结节最大径 ≥5mm,或气管 / 支气管可疑病变,或 LDCT 考虑为肿瘤性病变的肺部单发、多发结节或肺部包块
年度筛查	最大径 ≥4mm 的肺结节	任何新发结节	发现新的非钙化性肺结节或气道病变,或发现原有肺结节增大或实性成分增加

注:NLST,美国国家肺癌筛查试验;I-ELCAP,国际早期肺癌行动计划(International Early Lung Cancer Action Program)。

随着 LDCT 筛查项目在中国的广泛开展,越来越多的无症状肺部磨玻璃结节(ground glass nodule,GGN)被发现。其发病特点包括:以东亚裔人群最为常见;以非吸烟人群为主;女性多见;具有低龄化表现。

目前,临床影像学尚无评判 GGN 良恶性的统一标准。临床上常根据肺部 GGN 的影像学特征(大小、形态、边缘、内部结构特征、位置)及随访的动态变化来预测良恶性(表 1-4)。

表 1-4　肺部磨玻璃结节的影像学特征

大小	形态及边缘	内部结构特征	随访的动态变化
· 微小结节(最大径 ≤5mm):95%~99% 为良性病变 · 小结节(最大径 >5~10mm):80%~85% 为良性病变或浸润前病变 · 结节(最大径 >10~30mm):若经 3~4 个月观察随访,不消失或不缩小并持续存在,60%~80% 为浸润前病变或浸润性病变	· 形态为圆形或类圆形,靠近叶间裂或大血管旁的 GGN 出现不规则形态提示恶性可能 · GGN 呈分叶状(以浅分叶多见),或有毛刺征、胸膜凹陷征及血管集束征等征象常提示恶性可能	· CT 值:CT 值>-450HU 提示浸润性病变(由于 GGN 面积较小,测量数值重复性较差,临床应用价值尚不确定) · 肿瘤实性成分占比(consolidation tumor ratio,CTR):混合磨玻璃结节(mGGN) ≥15mm、CTR≥25% 提示浸润性病变。CTR 增加或 GGN 整体增大提示浸润性肺癌可能 · 其他征象:空泡征、支气管充气征、血管在结节内扭曲或扩张等均提示 GGN 倾向于浸润性腺癌	随访中出现以下情况考虑恶性:病灶最大径或体积增大,体积倍增时间(volume doubling time,VDT)符合肿瘤生长规律 · 病灶实性成分增加 · 出现其他恶性征象:如分叶征、毛刺征、胸膜凹陷征、支气管充气征及血管在结节内扭曲或扩张等

第三节　肺结节的管理建议

一、基线筛查结果管理建议

肺癌筛查结果的解读建议由多学科专家团队共同协作完成,团队包括胸外科、影像科、呼吸内科、肿瘤科等在内的多学科专家。根据肺部结节情况,确定肺结节的恶性风险,制定最佳的诊断或随访策略。对于年度筛查结果正常者,建议每 1~2 年继续筛查。

在基线筛查中若发现如下情况之一者,定义为筛查结果阳性,需进入临床治疗程序以进一步评估和处理:①气管及支气管内见可疑病变;②实性肺结节或直径 5mm 及以上的部分实性肺结节;③直径在 8mm 及以上的非实性肺结节;④经 LDCT 检出的考虑为肿瘤性病变的肺部单发、多发结节或肺部包块。

根据检出的异常情况的不同,分别进行建议(图 1-2)。

筛查发现气道病变,建议进行临床干预,并进行电子支气管镜检查。如果电子支气管镜检查结果是阴性(需要警惕可能存在假阴性情况),建议进行后续的 LDCT 筛查;如果电子支气管镜检查结果为阳性(需要警惕可能存在假阳性情况),

建议进行多学科会诊决定是否需要进行临床干预及具体干预措施。

1. 若初步的检查结果为阴性，即肺部未见非钙化结节，或是存在的非实性肺结节平均直径＜8mm，或是实性结节／部分实性肺结节中实性部分的平均直径＜5mm，依据肺部影像学检查结果，建议 6~12 个月之后再次接受 LDCT 筛查。

2. 检出的非实性肺结节的平均直径≥8mm，或实性肺结节／部分实性肺结节平均直径≥5mm，若无法排除恶性肺结节的可能，随访 3~6 个月后复查高分辨率 CT（high resolution computed tomography，HRCT），如有感染征象建议给予抗炎治疗 7~10 天：①若结节完全吸收，建议下一年度再行 LDCT 筛查；②若部分吸收，建议 3~6 个月后再次复诊，并根据复查结果决定管理方案（缩小或完全吸收者，下一年度常规进行 LDCT 筛查；无变化或增大者，需要临床多学科会诊，确定临床干预方案或下一年度行 HRCT 检查）；③若结节完全未见吸收，则需要临床多学科会诊，确定临床干预方案或下一年度继续行 HRCT 检查。

3. 根据影像学表现高度怀疑为肺癌的患者，建议经由临床多学科会诊后确定临床干预方案。

4. 对于不合并急性感染表现的孤立性肺结节，不建议行抗感染治疗。

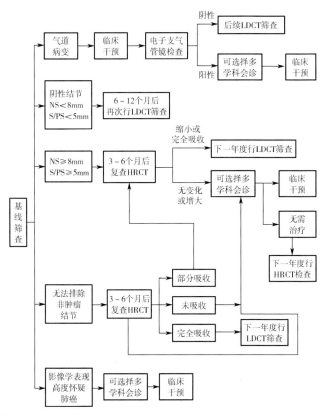

图 1-2 基线筛查结果管理建议

LDCT:低剂量螺旋 CT;HRCT:高分辨率 CT;NS:非实性肺结节;S:实性肺结节;PS:部分 / 亚实性肺结节。

不同指南对肺结节分层管理的标准存在差异,主要体现在以不同的肺结节直径大小作为分层标准;《NCCN NSCLC 2024 V5 指南》先区分实性结节与亚实性结节,同时根据有无高危因素对患者进行分层管理。

二、后续筛查结果管理建议

后续筛查结果的管理流程见图 1-3。

对于筛查显示的新发气道病变,建议进行临床干预,行电子支气管镜检查。对于电子支气管镜检查呈阴性结果者(应警惕可能存在的假阴性),建议进入下一年度的 LDCT 筛查;若电子支气管镜检查结果显示阳性者(应警惕可能存在的假阳性),建议多学科会诊确定是否需要临床干预或进行下一年度的 HRCT 筛查。

1. 如筛查结果为阴性或与上一年度检出结节对比无变化,建议进行下一年度 LDCT 筛查。

2. 如较上一年度检出的结节增大或实性成分增多,建议进行临床干预。

3. 检出新发非钙化结节,如结节平均直径 <5mm,建议 3~6 个月后复查 HRCT,如结节未增大,建议进入下一年度 LDCT 筛查;如增大,建议多学科会诊后决定是否进行临床干预或进入下一年度筛查。

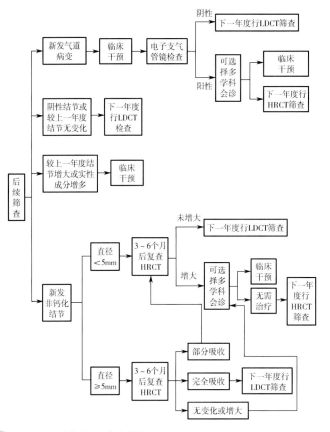

图 1-3 后续筛查及肺结节管理流程

LDCT:低剂量螺旋 CT;HRCT:高分辨率 CT。

4. 如新出现的非钙化结节平均直径≥5mm,合并感染表现者可进行抗炎治疗,否则不建议进行抗炎治疗,3~6个月后复查HRCT:①如结节完全吸收,建议进入下一年度LDCT筛查;②如结节部分吸收,3~6个月后复查HRCT,如结节未增大,进行下一年度LDCT;③如结节无变化或增大,建议多学科会诊后决定是否进行临床干预。

第二章

肺癌的诊断

第一节　疑似肺癌患者的诊断流程

　　对疑似肺癌患者的诊断和鉴别诊断是肺癌诊断过程中的关键环节,推荐通过如下流程进行诊断和评估,根据初治前评估将患者分为两大类:①可手术的患者直接手术,依据术后结果决定是否进行辅助治疗;②不确定是否可以直接手术的患者需根据具体情况,通过对原发病灶或潜在转移病灶进行活检获得病理诊断后再决定进一步的治疗措施(图2-1)。

　　1. 对于高度怀疑Ⅰ~Ⅱ期肺癌的患者,通常不需要在手术前进行组织活检。

　　2. 对于需术前进行全身治疗的部分Ⅱ期或更高分期肺癌患者,应行术前组织活检。

　　3. 如果术中诊断困难或手术风险较高,推荐进行术前组织活检。

　　4. 若在术前未获得组织学诊断,行肺叶切除术、双肺叶切除术或全肺切除术之前尽量进行术中组织活检(如楔形切除或针吸活检)。

5. 根据患者个体情况选择创伤最小且效率最高的活检方法。对于可手术患者,若需要行支气管镜检查和纵隔淋巴结分期(纵隔镜),推荐在手术前和/或手术中(同一次麻醉)进行,而不要作为单独步骤。

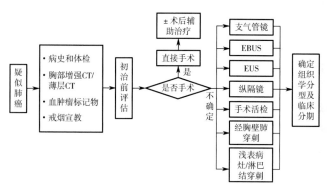

图 2-1 疑似肺癌患者的诊断流程

EBUS:经支气管镜腔内超声;EUS:经食管内镜超声。

第二节 影像学检查

肺癌的影像学检查主要用于肺癌诊断、分期、疗效监测、再分期及预后评估等。检查方法主要包括 X 线检查、CT、MRI、

PET-CT、超声、核素成像等方法。

1. 胸部 X 线片 作为胸部检查的基本方式之一,涵盖胸部正、侧位影像,相较于 CT,其密度分辨率更低,因此常规体检 X 线若见异常征象,建议后续进行进一步有针对性的检查。

2. 胸部 CT 是目前对于肺癌诊断、分期、疗效评价及随访最主要的影像学检查手段,可以有效的发现早期周围型肺癌,并确定病灶所在位置和受累范围。其优势在于:①相较于 X 线片有更高的密度分辨率,可以检出直径 > 2mm 的微小结节及 X 线片难以分辨的病灶;②胸部 X 线摄影对一些隐蔽或结构重叠部位的病灶易漏诊,如心影后、横膈上、纵隔旁、锁骨及肋骨投影区等,通过 CT 检查,尤其是 HRCT 和三维重建,有助于准确发现病灶、鉴别良恶性肿瘤及精准随访;③增强 CT 的使用可以提高对病灶良恶性的分辨,并显示出病灶位置及其血供情况,还有助于区分血管、肺门及纵隔增大的淋巴结。

3. MRI 不属于肺癌的常规检查手段,但在判断胸壁及纵隔受累情况、肺上沟瘤与臂丛神经和血管的关系时有一定的优势。同时,在颅内转移和局部骨转移的检查中推荐使用增强 MRI。

4. PET/CT 是肺癌的诊断、分期与治疗后的再分期、放疗靶区勾画、疗效和预后评估的最佳方法之一。氟 [^{18}F]- 脱氧葡萄糖(^{18}F-fluorodeoxyglucose, ^{18}F-FDG)PET/CT 对于除肝转移及颅内转移以外的胸腔外转移有更好的诊断效能。由于 PET/CT 对于脑及脑膜转移诊断的敏感度相对较差,必要时需与脑部增强MRI 联合诊断以提高检出率。

5. 超声检查　通常不作为肺癌的常规检查,一般用于检查腹部脏器及浅表部位淋巴结的受累情况,以及引导术者对浅表淋巴结、邻近胸壁的肺内病变或胸壁病变进行穿刺活检,还可用于检查有无胸膜转移、胸腔积液及心包积液,并可进行超声定位抽取积液。

6. 骨扫描　是判断肺癌是否骨转移的常规检查,也是筛查骨转移的首选方式。确定是否有骨转移还需结合患者的症状、CT 和 MRI结果进行综合考虑。

进行肺癌诊断和分期的主要方法包括:胸部增强 CT、上腹部增强 CT(或超声)、中下腹部及盆腔增强 CT(对于 SCLC)、头部 MRI(或增强 CT),以及全身骨扫描。

第三节　肺癌细胞学或组织学检查

在获取病理学标本时,若条件允许,除细胞学取材外,还需尽可能获取组织标本,除用于诊断外,还可以进行基因检测。

检查方法主要包含以下几种:痰液细胞学检查、胸腔穿束术、浅表淋巴结和皮下转移病灶活组织检测、经皮肺穿刺术、支气管镜检查、电磁导航支气管镜(electromagnetic navigation bronchoscopy，ENB)检查、经支气管镜针吸活检术(transbronchia needle aspiration，TBNA)、经支气管镜超声引导针吸活检术（endobronchial ultrasound-guided transbronchial needle aspiration，EBUS-TBNA)、纵隔镜检查、胸腔镜检查等。

1. 痰液细胞学检查　因其准确度相对较差，若有条件行组织活检或浆膜腔积液（如胸腔积液）检测时，不推荐使用痰液细胞学检查指导后续的综合治疗。

2. 经皮肺穿刺术　在 CT 或超声引导下经皮肺穿刺术是诊断周围型肺癌的首选方法之一，但对于高度怀疑为 Ⅰ~Ⅱ 期的肺癌患者，可考虑直接手术，不建议常规进行术前穿刺活检；无法耐受手术或不愿手术者，可选择穿刺活检明确诊断。

3. 支气管镜检查　术者可通过支气管镜进入 4~5 级支气管，肉眼可观察约 1/3 的支气管黏膜，并通过活检、刷检及灌洗等方式获取组织学或细胞学标本，此三种方法的联合应用可以提高检出率。建议对于中央型肺癌或合并有痰中带血、咯血表现的肺癌患者，在术前给予常规支气管镜检查。然而，由于常规支气管镜本身无法深入更细小的支气管，故难以对外周 2/3 的呼吸道黏膜进行观察，也无法直接观察支气管腔外的病变及淋巴结等。此外，对于呼吸道黏膜上皮异型增生及原位癌，其诊断率亦不高。因此，对于肺外周实性或亚实性结节（通常＜3cm）及良性或恶性病变，一般难以通过常规支气管镜取到活检样本，可以通过使用影像学引导下支气管镜（image-guided bronchoscopy，IGB）技术，包括导航支气管镜（如电磁导航支气管镜)和径向探头支气管内超声等对此类病灶进行诊断。通过联合荧光支气管镜检查,可以提高对上皮细胞癌变和浸润性肺癌的检出率。

4. 电磁导航支气管镜检查　经由 CT 扫描生成的三维图像被用于电磁导航支气管镜(ENB)中对病灶的立体定位,之后再进行支气管镜的活检或病灶定位。ENB 对外周型肺结节病灶定位具有一定的准确性,可提高支气管镜的检出率,便于良恶性结节的诊断和鉴别诊断。但由于磁导航采用的是术前 CT 检查图像进行重建定位导航,并非实时影像导航,存在导航定位漂移的可能性,目前临床尚未作为常规手段。

5. 经支气管镜针吸活检术和超声引导下经支气管针吸活检　传统经支气管镜针吸活检术(transbronchial needle aspiration, TBNA)是根据胸部病灶的 CT 影像定位操作,对术者要求较高,不作为常规推荐的检查方法,有条件的医院可开展。超声引导下经支气管针吸活检(endobronchial ultrasound-guided trans-bronchial needle aspiration, EBUS-TBNA)可在超声引导下实时行胸内病灶及纵隔、肺门转移淋巴结穿刺,更具安全性和可靠性,建议有条件的医院积极开展。当临床怀疑患者存在纵隔和肺门淋巴结转移而其他分期手段难以确定时,推荐采用 EBUS-TBNA 等有创手段来明确淋巴结的状态。

6. 纵隔镜检查　主要用于伴纵隔肿大淋巴结的良恶性鉴别及肺癌的分期,尤其是在纵隔淋巴结受累情况影响治疗方案的选择且难以通过其他方式进行确定时,推荐通过纵隔镜及EBUS等有创方式进行纵隔淋巴结分期,并确认淋巴结被侵犯情况。

7. 胸腔镜检查 内科胸腔镜可用于不明原因的胸腔积液、胸膜疾病的诊断。外科胸腔镜可有效地获取病变肺组织,对于经支气管镜和经皮肺穿刺术等检查方法无法取得病理标本的肺癌,尤其是肺部微小结节病变,通过胸腔镜下病灶切除即可明确诊断。对考虑为中晚期肺癌的患者,在其他检查方法无法明确病理的情况下,也可以采用胸腔镜行肺内病灶、胸膜活检,为制订全面治疗方案提供可靠依据。

第四节 病理学诊断

病理学诊断旨在明确病变性质,并有助于临床病理分期及分子检测。病理学诊断的标本类型包括活检标本、细胞学标本、手术切除标本及拟进行分子检测的其他标本(如血液、胸腔积液、心包积液、腹腔积液、脑脊液等)。组织学分型采用 2021 年版WHO 肺肿瘤组织学分型标准。

一、肺癌的病理分型

根据肿瘤病理类型进行组织学分类,主要分为小细胞肺癌(SCLC)和非小细胞肺癌(NSCLC)。SCLC 约占肺癌的

15%~20%,是肺癌中恶性程度比较高的一种类型。SCLC 对化疗和放疗的敏感性比较强,但复发率非常高。大部分患者诊断时已丧失手术机会,5 年生存率不足 10%。NSCLC 约占肺癌的 80%~85%,主要的组织学类型包括腺癌、鳞状细胞癌和大细胞癌。NSCLC 如果能够早期诊断,患者可以获得较好的生存率,Ⅰ期患者 5 年生存率约为 68%~92%。

二、组织学标本诊断原则

NSCLC 需进一步明确亚型,包括腺癌(原位腺癌、微浸润性腺癌、浸润性非黏液性腺癌、浸润性黏液性腺癌及腺癌变异型等)、鳞状细胞癌、大细胞神经内分泌癌、典型类癌、不典型类癌、腺鳞癌、肉瘤样癌、大细胞癌和其他少见亚型。活检标本中尽可能少出现"非小细胞肺癌-非特指型"(non-small cell lung cancer-not otherwise specified,NSCLC-NOS)的诊断。对于腺癌术后病理标本应给出腺癌亚型及比例(以 5% 含量递增比例),微乳头型腺癌及实体型腺癌未达 5% 也应列出。若同时有细胞学标本及活检标本时,应结合观察做出诊断。

三、细胞学标本诊断原则

1. 对于含有肿瘤细胞或疑似肿瘤细胞的标本应尽可能制作细胞学蜡块。

2. 细胞学标本需结合免疫组织化学染色确认分型，NSCLC 细胞学标本病理分型不建议过于细化，仅做腺癌、鳞状细胞癌、神经内分泌癌或 NSCLC-NOS 诊断即可。注意，应尽量减少 NSCLC-NOS 的诊断，且细胞学标本不进行大细胞癌诊断。

3. 尽量减少"可见异型细胞"的病理诊断。

4. 细胞学制片及蜡块标本经病理质控后，可进行驱动基因突变检测。

四、免疫组织化学检测

原则：对于小活检标本应谨慎使用免疫组织化学染色，以便保留组织用于治疗相关检测。

对于形态学不明确的 NSCLC，使用甲状腺转录因子-1（thyroid transcription factor-1，TTF-1）、天冬氨酸蛋白酶 A（Napsin A）、p40、p63、细胞角蛋白 5/6（cytokeratin 5/6，CK5/6）可进一步帮助鉴别腺癌和鳞状细胞癌。其中腺癌多表现为 TTF-1 和 Napsin A 阳性，而鳞状细胞癌多表现为 p40、p63 和 CK5/6 阳性。

SCLC 的免疫组织化学标志物包括：神经细胞黏附分子 1（neural cell adhesion molecule 1，NCAM1，又称 CD56）、突触素（synaptophysin，Syn）、嗜铬蛋白 A（chromogranin A，CgA）、TTF-1、CK、Ki-67，其中 CD56、Syn、CgA 为神经内分泌肿瘤标志物。神

经内分泌肿瘤形态学特性 + 至少一组标志物阳性 + 阳性细胞数 >10% 肿瘤细胞量(术后标本),即可诊断神经内分泌肿瘤。在少数病例中,若神经内分泌标志物阴性,结合形态、TTF-1 弥漫阳性、CK 核旁点状阳性颗粒特点及 Ki-67 指数,有助于 SCLC 的诊断。

五、非小细胞肺癌分子分型 - 基因突变检测

分子分型是提高肺癌疗效的关键,样本类型主要包括肿瘤组织样本、细胞学样本及液体样本等,建议优先选取肿瘤细胞含量高的组织标本进行检测。对于含腺癌成分的 NSCLC,无论其临床特征(如吸烟史、性别、种族或其他等)如何,应常规行 *EGFR* 突变、*ALK*、*ROS1*、*KRAS*、*BRAF V600E*、*RET*、*MET14* 外显子跳跃突变、*NTRK1/2/3* 及 *HER-2* 的分子生物学检测。选择分子检测标本时,为了优化术后患者管理,建议将基因检测前移,术前除了与患者沟通治疗事宜外,还应同时沟通肺癌基因检测并签署知情同意书,术后标本送检行免疫组织化学检测,并按照术前沟通行基因检测,此流程可简化随访过程,对于需要术后辅助治疗的患者,可缩短其治疗前等待时间。

中国肺腺癌患者 *EGFR* 基因突变阳性率约为 50%,在中国人群中,无论患者分期如何,*EGFR 19Del* 和 *EGFR 21L858R* 的突变率相似。*EGFR* 突变检测的方法包括:突变扩增阻滞系

统 PCR（amplification refractory mutation system PCR，ARMS-PCR）、Super ARMS-PCR、Cobas、微滴式数字 PCR（droplet digital PCR，ddPCR）、一代测序和二代测序（next-generation sequencing，NGS）方法等，其中 ARMS-PCR、Super ARMS-PCR、一代测序和 NGS 方法获得国家药品监督管理局（National Medical Products Administration，NMPA）注册证，用于肿瘤组织 EGFR 基因突变检测的试剂盒。EGFR 突变检测应涵盖 EGFR18、19、20、21 外显子。最常见的 EGFR 突变为外显子19 缺失突变（19 DEL）和外显子 21 点突变（21 L858R），均为表皮生长因子受体酪氨酸激酶抑制剂（epithelial growth factor receptor tyrosine kinase inhibitor，EGFR-TKI）的敏感性突变。18 外显子 G719X、20 外显子 S768I 和 21 外显子 L861Q 突变亦均为敏感性突变，20 外显子的 T790M 突变与第一代、第二代 EGFR-TKI 获得性耐药有关。

对于驱动基因阴性的 NSCLC，细胞程序性死亡 - 配体 1（Programmed cell death 1 ligand 1，PD-L1）表达和肿瘤突变负荷（tumor mutation burden，TMB）可能能预测免疫治疗效果。当组织样本不足时，应用循环肿瘤 DNA（circulating tumor DNA，ctDNA）进行 TMB 的评估则是一种潜在的途径，但目前 TMB 检测方法与阈值尚未统一。

NSCLC 分子分型 - 基因突变检测常用方法对比见表2-1。

表 2-1 NSCLC 分子分型 - 基因突变检测常用方法对比

项目	ARMS-PCR	Super ARMS-PCR	Cobas	NGS	ddPCR
样本类型	组织／血浆	血浆	组织／血浆	组织／血浆	血浆
测序长短	多个基因／已知突变位点	单一基因／已知突变位点	单一基因／已知突变位点	多个基因／已知或未知变位点	多个基因／已知突变位点
检测灵敏度下限	0.001%~0.100%	0.2%	1%	<5%[1]	0.01%~0.10%
实验操作难度	中等	中等	中等	难	简单
数据解读难度	容易解读	容易解读	容易解读	难度大、专业性强	容易解读
报告准备时间	数小时	2~4 天	3~4 天	7~10 天	数小时
敏感度[1]	41%~46%	55%~90%	73.3%~86.0%	64%~93%	66.7%~90.0%
特异度[2]	79%~100%	80%~100%	67%~100%	67%~94%	83%~100%

注：[1] 依据样本建库、检测深度和平台不同而异；[2] 以组织的 ARMS 作为参考。PCR，聚合酶链式反应；ARMS，扩增阻滞突变系统；NGS，一代测序技术；ddPCR，微滴式数字 PCR。

24

第五节　肺癌分期

目前肺癌分期主要采用 TNM（tumor node metastasis）分期，NSCLC 的 TNM 分期采用国际肺癌研究协会（International Association for the Study of Lung Cancer, IASLC)2023 年第 9 版分期标准，即 AJCC 第 9 版分期标准。TNM 分期系统是基于疾病累及的解剖学范围，T 指肿瘤原发灶、N 指区域淋巴结、M 指远处转移。

一、非小细胞肺癌 AJCC 第 9 版分期

NSCLC AJCC 第 9 版分期详见图 2-2。

二、非小细胞肺癌 TNM 分期

NSCLC TNM 分期第 8 版及第 9 版分期对照见表 2-2，NSCLC TNM 分期第 8 版及第 9 版更新内容见图 2-3。

三、小细胞肺癌分期

既往 SCLC 的分期一直沿袭美国退伍军人肺癌协会（Veterans Administration Lung Study Group, VALG)的二期分期法，这是基于放疗在 SCLC 治疗中的重要地位，随着手术等局部治疗手段在 SCLC 中的地位日益上升，AJCC TNM 分期适用于选出适合外科手术的 T1~2 N0 期患者。《NCCN SCLC 2023 V3 指南》和《2023 CSCO SCLC 指南》推荐采用两种分期结合的方法对患者进行分期。

TNM定义

T1①　肿瘤最大径≤3cm，周围包绕肺组织或脏胸膜，支气管镜见肿瘤侵及叶支气管，未侵及主支气管（即未在主支气管发现肿瘤侵犯的证据）
T1a(mi)②：微浸润腺癌
T1a：0cm<肿瘤最大径≤1cm

N0　无区域淋巴结转移

T1
T1b：1cm<肿瘤最大径≤2cm
T1c：2cm<肿瘤最大径≤3cm

N1　转移至同侧支气管周围淋巴结和/或同侧肺门淋巴结和肺内淋巴结，包括原发瘤直接侵犯

T2　3cm<肿瘤最大径≤5cm，或具有下列特征之一：累及主支气管，尚未累及隆突；侵犯脏胸膜；扩张至肺门区域，引起部分或全肺或阻塞性肺炎。累及部分或全肺
T2a：3cm<肿瘤最大径≤4cm
T2b：4cm<肿瘤最大径≤5cm

N2　同侧纵隔和/或隆突下淋巴结转移
N2a：单站淋巴结转移　N2b：多站淋巴结转移

分期	T	N	M
I A1期	T1a(mi)	N0	M0
	T1a	N0	M0
I A2期	T1b	N0	M0
I A3期	T1c	N0	M0
I B期	T2a	N0	M0
II A期	T2b	N0	M0
II B期	T1a~c	N1	M0
	T2a	N1	M0
	T2b	N1	M0
III A期	T1a~c	N2b	M0
	T2a~b	N2a	M0
	T3	N1	M0
	T3	N2a	M0
	T4	N0	M0
	T4	N1	M0

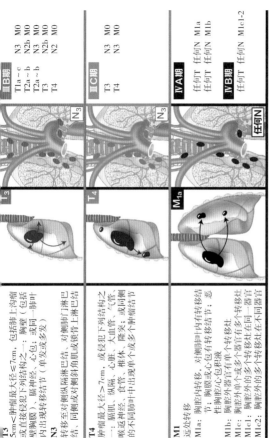

			ⅢB期		
			T1a~c	N3	M0
			T2a~b	N2b	M0
			T2a~b	N3	M0
			T3	N2b	M0
			T4	N2	M0
			ⅢC期		
			T3	N3	M0
			T4	N3	M0
			ⅣA期		
			任何T	任何N	M1a
			任何T	任何N	M1b
			ⅣB期		
			任何T	任何N	M1c1-2

T3
5cm<肿瘤最大径≤7cm，包括肺上沟瘤或直接侵犯以下列结构之一：胸壁（包括壁胸膜），膈神经；或同一肺叶内出现转移结节（单发或多发）。

N3
转移至对侧纵隔淋巴结、对侧肺门淋巴结，同侧或对侧斜角肌或锁骨上淋巴结。

T4
肿瘤最大径>7cm，或侵犯以下列结构之一：膈肌、纵隔、心脏、大血管、气管、喉返神经、食管、椎体、隆突；或同侧的不同肺叶中出现单个或多个肿瘤结节

M1 远处转移。
M1a：胸腔内转移，对侧肺肿瘤内有转移结节；胸膜或心包有转移结节：恶性胸腔积液或心包积液
M1b：胸腔外器官有单个转移灶
M1c1：胸腔外的单个或多个转移灶有多个转移灶在同一器官
M1c2：胸腔外的多个转移灶在任何器官

图 2-2 非小细胞肺癌 AJCC 第 9 版分期

①不常见的表现为弥漫型肿瘤，不论大小，侵犯限于支气管壁时，可能会侵犯主支气管，仍归为 T1a；②单发腺磁结节直径≤3cm，以贴壁生长为主，任何一个病灶中浸润灶中浸润的最大直径≤5mm。

表 2-2 非小细胞肺癌 TNM 分期第 8 版及第 9 版分期对照表

T/M	亚组	第 8 版分期标准				亚组	第 9 版分期标准				
		N0	N1	N2	N3		N0	N1	N2a	N2b	N3
T1	T1a	IA1	IIB	IIIA	IIIB	T1a	IA1	IIA	IIB	IIIA	IIIB
	T1b	IA2	IIB	IIIA	IIIB	T1b	IA2	IIA	IIB	IIIA	IIIB
	T1c	IA3	IIB	IIIA	IIIB	T1c	IA3	IIA	IIB	IIIA	IIIB
T2	T2a	IB	IIB	IIIA	IIIB	T2a	IB	IIB	IIIA	IIIB	IIIB
	T2b	IIA	IIB	IIIA	IIIB	T2b	IIA	IIB	IIIA	IIIB	IIIB
T3	-	IIB	IIIA	IIIB	IIIC	-	IIB	IIIA	IIIA	IIIB	IIIC
T4	-	IIIA	IIIA	IIIB	IIIC	-	IIIA	IIIA	IIIB	IIIB	IIIC
M1	M1a	IVA	IVA	IVA	IVA	M1a	IVA	IVA	IVA	IVA	IVA
	M1b	IVA	IVA	IVA	IVA	M1b	IVA	IVA	IVA	IVA	IVA
	M1c	IVB	IVB	IVB	IVB	M1c1	IVB	IVB	IVB	IVB	IVB
						M1c2	IVB	IVB	IVB	IVB	IVB

注：中外指南中目前仍广泛采用第 8 版分期标准。

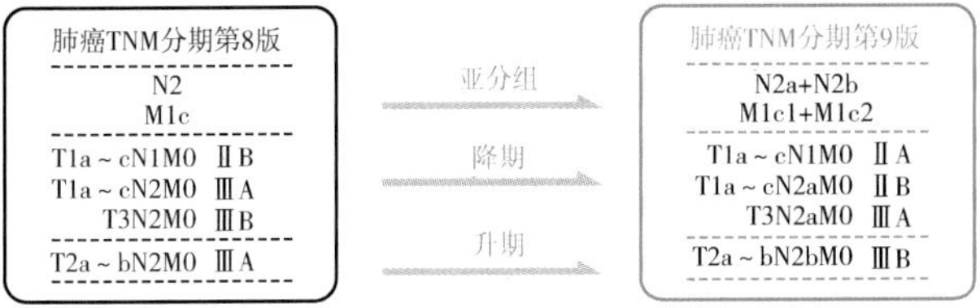

图 2-3 非小细胞肺癌 TNM 分期第 8 版及第 9 版更新内容一览

（一）VALG 二期分期法

1. 局限期　病变仅局限在一侧胸腔内,可以完全包括在一个放射野之中。

2. 广泛期　病变扩散到一侧胸腔以外,且包括恶性胸腔和心包积液或者血行转移。

（二）VALG 与 AJCC 分期相结合

1. 局限期　指 AJCC(第 8 版) Ⅰ~Ⅲ 期(任何 T,任何 N,M0),并排除 T3~4 由于肺部多发结节或者肿瘤/结节体积太大而不能被包含在一个可耐受的放疗计划中。局限期患者均可以使用明确的放疗剂量安全治疗。

2. 广泛期　指 AJCC(第 8 版)Ⅳ 期(任何 T,任何 N,M1a/b)或者 T3~4 由于肺部多发结节或者肿瘤/结节体积太大而不能被包含在一个可耐受放疗计划中。

四、肺癌淋巴结分区

肺癌术前影像学分期评估详见图 2-4,肺癌淋巴结清扫术中淋巴结分组详见图 2-5。

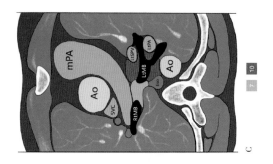

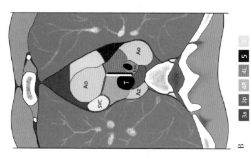

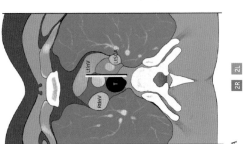

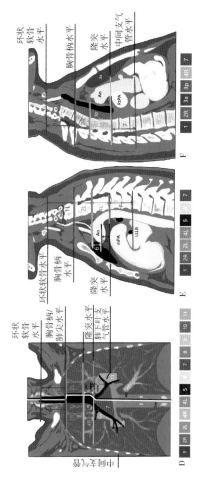

图 2-4　肺癌术前影像学分期评估

T: 气管; LtInV: 左侧无名静脉; RtInV: 右侧无名静脉; LtSCA: 左侧锁骨下动脉; Ao: 主动脉; AZ: 奇静脉; ESo: 食管; SVC: 上腔静脉; mPA: 肺动脉干; RtMB: 右侧主支气管; LtMB: 左侧主支气管; LtSPV: 左上肺静脉; LtPA: 左侧肺动脉; LLLB: 左肺下叶支气管; RtPA: 右侧肺动脉; InV: 无名静脉。图内数字编号的各组淋巴结名称可参考图 2-5。

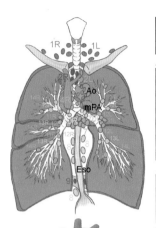

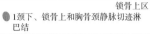

锁骨上区

● 1颈下、锁骨上和胸骨颈静脉切迹淋巴结

上纵隔淋巴结

上纵隔

● 2R上气管旁淋巴结（右侧）

● 2L上气管旁淋巴结（左侧）

● 3a血管前淋巴结

● 3p气管后淋巴结

● 4R下气管旁淋巴结（右侧）

● 4L下气管旁淋巴结（左侧）

主动脉淋巴结

主-肺动脉窗

● 5主动脉下淋巴结

● 6主动脉旁淋巴结（升主动脉或膈神经）

下纵隔淋巴结

隆突下区

● 7隆突下淋巴结

下纵隔

● 8食管旁淋巴结（隆突以下）

● 9肺韧带淋巴结

N1淋巴结

肺门/肺叶间区

● 10肺门淋巴结

● 11肺叶间淋巴结

外周区

● 12肺叶淋巴结

● 13肺段淋巴结

● 14肺亚段淋巴结

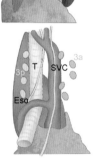

图 2-5 肺癌淋巴结清扫术中淋巴结分组

T:气管;Ao:主动脉;mPA:肺动脉干;Eso:食管;SVC:上腔静脉。

第六节　肺癌患者体能状态评估

胸外科肺癌术前准确分期和功能状态(Zubrod performance status, ZPS)评分 0~2 分是确定能否进行外科手术治疗的关键步骤,功能状态 PS 评分标准见表 2-3。

表 2-3　美国东部肿瘤合作组织(ECOG)功能状态评分(ZPS)与 Karnofsky 功能状态评分(KPS)标准对照

ECOG ZPS 评分		KPS 评分	
评分/分	标准	评分/分	标准
0	活动能力完全正常,与起病前无差异	100	正常,无症状和体征
1	能自由走动或从事轻体力劳动,包括一般家务和办公室工作,但不能从事较重的体力活动	90	能进行正常活动,有轻微症状和体征
		80	勉强可进行正常活动,有一些症状和体征
		70	生活可自理,但不能维持正常活动或工作
2	能自由走动及生活自理,但丧失工作能力,日间不少于一半时间可以起床活动	60	偶尔需要扶持,但大多数时间可自理
		50	常需要人帮助或医疗护理

ECOG ZPS 评分		KPS 评分	
评分/分	标准	评分/分	标准
3	生活仅部分自理,日间 50% 以上的时间需卧床或坐轮椅	40	生活不能自理,需要特别护理和帮助
		30	生活严重不能自理,须住院但无死亡危险
4	卧床不起,生活不能自理	20	危重,需住院积极支持治疗
		10	病危,接近死亡
5	死亡	0	死亡

第三章

Ⅰ~Ⅲ期非小细胞肺癌的治疗

对于Ⅰ~Ⅱ期NSCLC,根治性外科手术切除是首选治疗方式;对于Ⅲ期NSCLC,根据是否具有完全切除的可能性,可分为可切除、不可切除和潜在可切除3类。虽然Ⅲ期NSCLC患者存在高度异质性,但仍有治愈希望,推荐对所有Ⅲ期NSCLC进行多学科讨论,制订诊疗方案。根据肿瘤切除的彻底性,可分为完全性切除(R0)、不完全性切除(R1、R2)及不确定切除(Run),具体判断标准见表3-1。

表3-1　手术切除标准

完全性切除(R0)	不完全性切除(R1、R2)	不确定切除(Run)
切缘阴性,包括支气管、动脉、静脉、支气管周围及肿瘤附近组织	镜下发现肿瘤残余或淋巴结包膜外浸润为R1;肉眼可见肿瘤残余为R2	镜下切缘阴性但出现下列情况之一者:
淋巴结至少6组,其中肺内3组,纵隔3组(须包括第7组)	胸腔积液或心包积液癌细胞阳性	• 淋巴结清扫未达到要求 • 切除的最高纵隔淋巴结阳性
切除的最高纵隔淋巴结镜下阴性	淋巴结结外侵犯	• 支气管切缘为原位癌
淋巴结无结外侵犯	淋巴结阳性但不能切除	• 胸腔冲洗液细胞学阳性

第一节　Ⅰ~Ⅱ期非小细胞肺癌的手术治疗

一、治疗原则

Ⅰ~Ⅱ期 NSCLC 患者应尽可能追求 R0 切除,完整彻底切除是保证手术根治性及分期准确性、加强局部控制和改善患者长期生存的关键。外科医师应积极参与对患者临床分期、切除可能性的判断和功能评估,根据肿瘤进展程度和患者的功能状况决定能否手术及手术方式。对高危患者身体功能状况可能无法耐受根治性手术时应进行多学科讨论,以便决定其围手术期治疗方案(图 3-1)。

二、手术方式

(一)解剖性肺切除术

解剖性肺切除术仍是标准术式。

1. 由于 NSCLC 肺叶切除术的局部复发率明显低于亚肺叶切除术,生存率显著高于亚肺叶切除术,因此目前早期肺癌的标准术式仍为解剖性肺叶切除术,但楔形切除术及解剖性肺段切除术的适应人群也逐渐明确,选择手术方式时应综合考虑患者的肿瘤分期、侵袭程度及心肺功能等情况,综合评估后决定所应采取的手术方式。对于Ⅰa1~Ⅰa2 期患者,可经过综合评估后决定是否选择亚肺叶切除术。

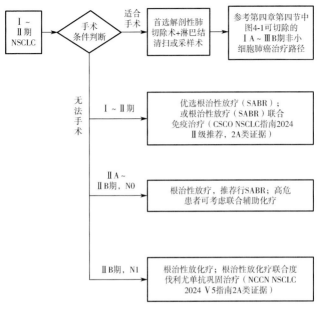

图 3-1　Ⅰ~Ⅱ期非小细胞肺癌（NSCLC）治疗流程

高危患者包括:低分化癌(排除分化良好的肺神经内分泌肿瘤);脉管侵犯;楔形切除术后;脏胸膜受累及淋巴结转移情况未知(Nx)。确定辅助治疗时,单独某个危险因素可能不是指征,但应予以考虑(基于第 8 版非小细胞肺癌 TNM 分期)。

SABR:立体定向消融放射治疗。

2. 对于部分中央型肺癌患者,在手术技术能够保证切缘阴性的情况下,支气管和 / 或肺动脉袖式肺叶切除术的围手术期风险小,疗效优于全肺切除术。

(二)意向性亚肺叶切除术

意向性亚肺叶切除术仅适用于以下情况。

1. 患者功能状况无法耐受肺叶切除术。

2. 肿瘤直径≤2cm 的周围型结节,同时具备以下条件之一:磨玻璃(ground-glass opacity,GGO)成分>50%;长期随访中发现肿瘤倍增时间≥400 天;术中冰冻活检为原位癌或微浸润腺癌。

亚肺叶切除术要求:①应保证切缘≥2cm 或切缘大于等于病灶直径;②亚肺叶切除术的切除方式中,楔形切除的指征应比肺段切除更严格;③除非患者功能状况不允许,至少应行同侧肺门、纵隔淋巴结采样。

三、手术路径

1. 开胸和微创手术具备同样的肿瘤学效果,外科医师可根据习惯和熟练程度选择手术方式。

2. 已证实胸腔镜(包括机器人辅助)等微创手术安全可行,围手术期结果优于开胸手术,长期疗效不亚于开胸手术。因此,在外科技术可行且不牺牲肿瘤学原则的前提下推荐胸腔镜手术入路。

第二节　可切除的Ⅲ期非小细胞肺癌的治疗

一、治疗原则

可切除的Ⅲ期 NSCLC 是指Ⅲ A N0~1 期;纵隔淋巴结转移且淋巴结短径 < 2cm 的 N2 期和部分 T4N1 期(同侧不同肺叶出现卫星结节) 的 NSCLC 患者。潜在可切除类是指部分Ⅲ A 和Ⅲ B 期,包括纵隔转移淋巴结短径 < 3cm 的Ⅲ A N$_2$ 期 NSCLC 患者肺上沟瘤和 T3 或 T4 中央型肺癌患者。对于这些患者,优先推荐其参与国内外各种围手术期综合治疗相关的临床研究,以期在获得最新治疗方法的同时减轻患者的经济负担。

二、治疗流程

治疗流程详见图 3-2。

三、手术耐受性评估

术前须评估患者的心肺功能,推荐使用心电图和肺功能检查进行评估。由于Ⅲ A 期患者术后需行辅助治疗,因此术前应考虑患者的残肺功能能否耐受化疗和放疗。术前须排除患者其他器官的严重合并症,包括 6 个月内心脑血管事件(心肌梗死、脑卒中等)、心力衰竭、严重心律失常、肾衰竭等。高龄患者的数据报道较少,手术应谨慎。

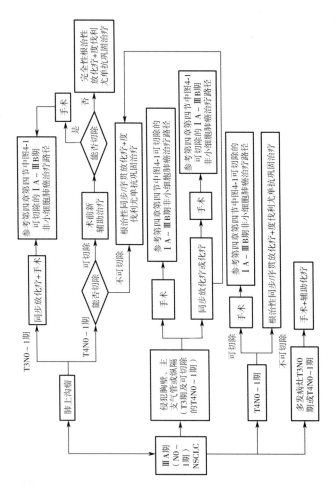

40

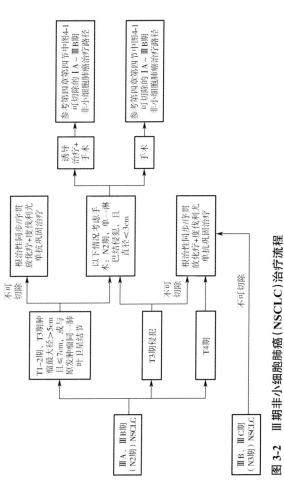

图 3-2 Ⅲ期非小细胞肺癌（NSCLC）治疗流程

T3 期侵犯：侵犯壁胸膜（PL3）、胸壁（包括肺上沟瘤）、膈神经、心包（基于第 8 版分期）。

四、手术时机和方式

外科医师可在综合评估患者情况后决定手术时机。手术的原则为在完全切除肿瘤的基础上尽可能保留健康肺组织。在术前充分评估的基础上,视肿瘤浸润范围,可行肺叶、联合肺叶、袖状或全肺切除术,推荐患者至有条件的医院进行此类手术。

五、淋巴结清扫

1. 淋巴结清扫或采样是肺癌外科手术的必要组成部分,常规至少应整块清除或系统采样 3 组纵隔淋巴结(左侧:第 4L、5、6、7、8、9 组;右侧:第 2R、4R、7、8、9 组)。Ⅲ期 NSCLC 患者推荐进行彻底的纵隔淋巴结清扫术,即右侧清扫 2R、3、4R、7~9 组淋巴结,左侧清扫 4L、5~9 组淋巴结。推荐整块切除淋巴结。对于淋巴结清扫或采样数目,至少清扫或采样纵隔 + 肺内共 12 枚淋巴结。

2. Ⅰ~Ⅲ期 NSCLC 肺癌在术前规范纵隔分期未发现淋巴结转移(PET-CT 或 EBUS、纵隔镜检查阴性)的前提下,淋巴结清扫较采样并未明显升期或带来术后生存优势,但对于术前仅行常规影像学分期(未行 PET-CT 或 EBUS、纵隔镜分期)者,仍推荐行淋巴结清扫。

3. 术前影像学检查显示以 GGO 为主(磨玻璃成分 > 50%)且术中冰冻结果提示为以贴壁生长为主的浸润型腺癌患者,纵隔淋巴结转移概率极低,可选择肺叶特异性清扫或采样 1~3 组(左侧第 5~7 组,右侧第 2、4、7 组)纵隔淋巴结。

第四章

非小细胞肺癌围手术期治疗

病理分期及分子基因检测是 NSCLC 患者在肿瘤完全切除术后辅助治疗的重要依据。良好的手术切除标本病理诊断应包括:肿瘤部位、组织学亚型、分化程度、累及范围(支气管、胸膜、脉管、神经、伴随病变类型、肺内播散灶、淋巴结转移情况等)、切缘及必要的特殊染色、免疫组织化学结果及分子病理检测结果。常规应对患者进行 pTNM 分期。

第一节 可切除的 IA～ⅢB 期非小细胞肺癌治疗路径

可切除的 IA～ⅢB 期 NSCLC 治疗路径详见图 4-1。

手术分期　　　切缘情况[1]　　　NCCN NSCLC 2024 V5指南治疗选择

```
┌─────────────────────────────────────────────────────────────────────────┐
│  ┌──────────┐                                                              │
│  │ ⅠA期     │────┬──► R0 ──► 观察随访                                      │
│  │（T1a～c，│    │                                                          │
│  │ N0）     │    └──► R1，R2 ──► 再次手术切除（推荐）或放疗（2B类证据）       │
│  └──────────┘                                                              │
│                                                                            │
│  ┌──────────┐         ┌──► 观察随访；化疗（高危人群[3]）和奥希替尼靶向治疗[2]│
│  │ ⅠB期     │────┬──► R0 │   （EGFR 19del+或ex21 L858R+）                   │
│  │（T2a，   │    │         └──                                              │
│  │ N0）     │    └──► R1，R2 ──► 再次手术切除（推荐）± 化疗或放疗            │
│  └──────────┘                                                              │
│                                                                            │
│  ┌──────────┐                ┌─ ⅡA期：观察随访；化疗（高危人群[3]）和阿替   │
│  │ ⅡA、     │                │   利珠单抗[4]（限PD-L1 TC≥1%）/帕博利珠单抗[5]│
│  │ ⅡB期     │────┬──► R0 ────┤   /奥希替尼[2]（EGFR 19del+或ex21 L858R+）/   │
│  │（T1～2b，│    │            │   阿来替尼（ALK融合）                        │
│  │ N1；T3， │    │            └─ ⅡB期：化疗（1类证据）和阿替利珠单抗[4]（限 │
│  │ N0）     │    │               PD-L1 TC≥1%）/帕博利珠单抗[5]/奥希替尼[2]   │
│  │          │    │               （EGFR 19del+或ex21 L858R+）/阿来替尼（ALK│
│  │          │    │               融合）                                    │
│  │          │    │            ┌─ ⅡA期：再次手术切除（推荐）± 化疗或放疗 ± 化疗│
│  │          │    └──► R1，R2 ──┤  ⅡB期：再次手术切除+化疗或放疗（R1序贯/同步│
│  │          │                 └─ 放化疗，R2同步放化疗）                    │
│  └──────────┘                                                              │
│                                                                            │
│  ┌──────────┐                ┌─ 化疗（1类证据）和阿替利珠单抗[4]（限PD-L1 TC≥│
│  │ ⅢA期     │                │  1%）/帕博利珠单抗[5]/奥希替尼[2]（EGFR 19del+│
│  │（T1～2， │────┬──► R0 ────┤  或ex21 L858R+）/阿来替尼（ALK融合）；序贯化疗│
│  │ N2；T3， │    │            │  +放疗                                      │
│  │ N1）     │    │            └─ （仅N2期病变）                             │
│  │ ⅢB期     │    │                                                         │
│  │（T3，N2）│    └──► R1，R2 ──► R1：序贯或同步放化疗                        │
│  │          │                    R2：同步放化疗                            │
│  └──────────┘                                                              │
└─────────────────────────────────────────────────────────────────────────┘
```

图4-1　可切除的ⅠA～ⅢB期非小细胞肺癌治疗路径

[1] 切缘情况包括：R0，病理切缘阴性；R1，镜下可见切缘肿瘤残留；R2，肉眼可见切缘肿瘤残留；[2] 应用于既往接受过含铂化疗或不适宜应用含铂化疗且携带 EGFR 19del 或 ex21 L858R 突变的患者；[3] 高危人群包括：低分化癌（排除分化良好的肺神经内分泌瘤）、血管侵犯、楔形切除术后、脏胸膜受累及淋巴结转移情况未知(Nx)。然而，这些因素单独来看未必构成高危指标，决定是否进行辅助化疗时需要综合考虑患者的整体情况和个体差异

CSCO NSCLC指南2024治疗选择

不推荐辅助化疗

二次手术 ± 化疗（2A类证据）或术后三维适形放疗 ± 化疗（2B类证据）

不推荐辅助化疗

二次手术 ± 化疗（2A类证据）或术后三维适形放疗 ± 化疗（2A类证据）

Ⅰ级推荐：EGFR敏感突变阳性，奥希替尼（化疗后）或埃克替尼辅助治疗。阿替利珠单抗辅助治疗（限PD-L1 TC≥1%），含铂化疗联合纳武利尤单抗新辅助治疗。Ⅱ级推荐：ALK融合，阿来替尼辅助治疗。帕博利珠单抗新辅助治疗。含铂化疗联合帕博利珠或替雷利珠单抗新辅助+辅助治疗。Ⅲ级推荐：含铂双药辅助化疗；含铂化疗联合度伐利尤单抗新辅助+辅助治疗，含铂化疗联合纳武利尤单抗新辅助+辅助治疗

二次手术+含铂化疗或术后放疗+含铂化疗

Ⅰ级推荐：EGFR敏感突变阳性，奥希替尼（化疗后）或埃克替尼辅助治疗。阿替利珠单抗辅助治疗（限PD-L1 TC≥1%），含铂化疗联合纳武利尤单抗新辅助治疗，含铂化疗联合特瑞普利单抗新辅助+辅助治疗。Ⅱ级推荐：吉非替尼或厄洛替尼辅助治疗。ALK融合，阿来替尼辅助治疗。帕博利珠单抗新辅助治疗，含铂化疗联合帕博利珠或替雷利珠或卡瑞利珠单抗新辅助+辅助治疗。Ⅲ级推荐：含铂化疗联合度伐利尤单抗新辅助+辅助治疗，含铂化疗联合纳武利尤单抗新辅助+辅助治疗

根治性放化疗（1类证据）

应用于既往接受过含铂化疗且 PD-L1 肿瘤细胞(tumor cell,TC)阳性率≥ 1% 且 EGFR 19del 或 ex21 L858R 突变阴性或 ALK 重排阴性的患者；[5] 应用于既往接受过含铂化疗且 EGFR 19del 或 ex21 L858R 突变或 ALK 重排阴性的患者，但对于 PD-L1 TC < 1% 的患者能否获益仍不清楚(基于非小细胞肺癌第 8 版 TNM 分期)。

45

第二节　驱动基因阳性的非小细胞肺癌围手术期治疗

一、EGFR 突变阳性的非小细胞肺癌完全切除术后辅助治疗

中外指南对于 EGFR 突变阳性的 Ⅰ～ⅢB 期（AJCC 第 8 版分期）NSCLC 患者肿瘤完全切除术后的辅助治疗意见如下（表 4-1，见文末折页 1）。

1. 对于ⅠA 期 NSCLC 患者术后不建议行辅助化疗。一项EGFR 突变阳性ⅠA2～ⅠA3 期 NSCLC 完全切除术后评估奥希替尼辅助治疗对比安慰剂的随机、双盲、国际多中心Ⅲ期 ADAURA2研究（NCT05120349）正在进行中，预计 2027 年公布数据。

2. 对于ⅠB 期 NSCLC 患者，奥希替尼是目前唯一有ⅠB 期适应证且给ⅠB 期患者带来明显生存获益的表皮生长因子受体酪氨酸激酶抑制剂（EGFR-TKI），得到了中外指南一致推荐。

3. 对于ⅡA、ⅡB 期 NSCLC 患者，推荐应用奥希替尼、埃克替尼辅助治疗。

4. 对于ⅢA、ⅢB 期 NSCLC 患者，推荐应用奥希替尼、埃克替尼辅助治疗（仅在《CSCO NSCLC 指南 2023》中将吉非替尼厄洛替尼作为Ⅱ级推荐，但这两种药物目前无适应证）。对于Ⅱ

期患者优先推荐应用奥希替尼,因为其可以显著降低中枢神经系统疾病的复发和患者的死亡风险。

临床医师应根据患者术后体能恢复情况,决定开始 EGFR-TKI 辅助治疗的时间。未接受过辅助化疗的患者,最晚不超过术后 10 周;接受过辅助化疗的患者,可继续应用第三代 EGFR-TKI——奥希替尼辅助治疗,通常不晚于术后 26 周。建议术后应用第一代 EGFR-TKI 辅助治疗的时长应不少于 2 年,应用第三代 EGFR-TKI——奥希替尼辅助治疗的时长为 3 年。奥希替尼是目前针对 IB～ⅢA 期 EGFR$^+$ NSCLC 完全切除术后的辅助治疗研究中唯一有无病生存期(disease-free survival,DFS)和总生存期(overall survival,OS)双重显著获益的,可降低中枢神经系统(central nervous system,CNS)复发,也是唯一有 IB 期肺癌适应证且给 IB 期肺癌患者带来明显生存获益的靶向药,也是首个被纳入国家医保目录的靶向药。

应严格按照药物适应证推荐治疗,不宜将同类药物进行简单替换。至于延长治疗时长能否为患者带来更大的生存获益,我们期待正在进行中的奥希替尼辅助治疗 5 年的 Ⅱ 期 TARGET 研究(NCT05526755)能给出答案,预计将于 2029 年公布数据。

二、EGFR 敏感突变阳性非小细胞肺癌的新辅助治疗

NSCLC 新辅助治疗手段包括诱导化疗、序贯放化疗及同步放化疗等。目前指南尚未将 EGFR-TKI 新辅助治疗纳入推荐。

一项前瞻性、多中心、Ⅱ期研究(NEOS)表明,在可切除、Ⅱ~ⅢB期(AJCC第8版分期)、EGFR敏感突变阳性NSCLC患者中,奥希替尼新辅助治疗6周的客观缓解率(objective response rate,ORR)达到了71.1%,疾病控制率(disease control rate,DCR)为100%,后续手术切除患者中R0切除率达到93.8%。此外,尚有一项Ⅲ期临床研究(NeoADAURA,NCT04351555)正在开展,旨在比较奥希替尼单药或联合化疗与单独标准化疗用于新辅助治疗EGFR敏感突变阳性的NSCLC患者。同时,一项旨在评估阿美替尼应用于潜在可切除的Ⅲ期EGFR敏感突变阳性肺腺癌患者围手术期治疗的Ⅱ期临床研究(NCT04685070)也在进行中,预计将于2027年完成。

三、其他驱动基因阳性的围手术期治疗

在所有NSCLC患者中,间变性淋巴瘤激酶(anaplastic lymphoma kinase,ALK)融合的阳性率仅为2%~7%。ALK抑制剂(包括克唑替尼、阿来替尼、塞瑞替尼、恩沙替尼、布格替尼及洛拉替尼等)在早中期NSCLC患者围手术期的应用仍缺乏足够数据支持。

目前,有两项进行中的Ⅲ期临床试验探索ALK-TKI在早期NSCLC患者中的应用。一项是ALCHEMIST研究(NCT02201992),旨在比较克唑替尼对比安慰剂辅助治疗完全切除术后的ⅠB~ⅢA期ALK阳性NSCLC患者的总生存期。另

一项是 ALINA 研究(NCT03456076),旨在比较阿来替尼与化疗辅助治疗的 DFS。在 ALINA 研究中,意向性治疗(intent to treat,ITT)人群(ⅠB~ⅢA 期)中阿来替尼组的中位 DFS 未达到,对比化疗组的 41.3 个月(HR=0.24),显示了阿来替尼良好的 DFS 获益,该研究预计将于 2026 年得到 5 年生存结果。

对于其他驱动基因,如 ROS1 融合阳性的晚期 NSCLC 患者,目前已有克唑替尼、恩曲替尼等小分子酪氨酸激酶抑制剂获批使用,但该类药物能否改善早中期 ROS1 融合阳性肺癌患者的生存获益,仍待更多探索。

第三节 驱动基因阴性的非小细胞肺癌围手术期免疫治疗

免疫检查点抑制剂(immune checkpoint inhibitors,ICIs)在 NSCLC 患者中的广泛应用为患者带来了生存获益。

目前,围手术期免疫治疗有 3 种模式,即:新辅助免疫联合化疗 + 手术、手术 + 辅助化疗 + 辅助免疫治疗、新辅助免疫联合化疗 + 手术 + 辅助免疫治疗接受或不接受化疗的"夹心饼模式"(表 4-2,见文末折页 2)。

CheckMate 816 研究奠定了新辅助免疫联合化疗这一治疗模式的基础,术前化疗联合纳武利尤单抗的新辅助治疗(术前抗肿瘤治疗)展现出显著生存获益。AEGEAN 则是全球首个报道阳性结果的肺癌免疫"夹心饼模式"围手术期治疗的Ⅲ期研究。在Ⅱ~ⅢB期驱动基因阴性的可切除NSCLC患者中,度伐利尤单抗围手术期治疗方案带来统计学确证的三重疗效获益,包括病理完全缓解率(pathological complete response,pCR)、主要病理缓解率(major pathological response,MPR)及无事件生存期(event free survival,EFS),且安全性良好。

第四节 非小细胞肺癌非RO切除术后辅助治疗

治疗推荐意见如下。

1. ⅠA期患者 首选再次手术,或局部放疗。

2. ⅠB期患者 首选再次手术,亦可选择放疗,后续化疗视病情进展情况而定。ⅠB合并高危险因素者,包括:低分化肿瘤(排除分化良好的肺神经内分泌瘤)、脉管侵犯、楔形切除术后、脏胸膜侵犯、未知的淋巴结状态,考虑术后辅助化疗;病理亚型以实体型或微乳头为主的ⅠB期腺癌患者也可考虑辅助化疗。

3. ⅡA期患者 可选择二次手术接受或不接受化疗或术后放疗接受或不接受化疗。

4. ⅡB期患者 可选择再次手术+辅助化疗,或同步放化疗,或序贯放化疗(R1)。

5. ⅢA期(T1~2N2/T3N1)/ⅢB(T3N2)期患者 R1切除可选择术后序贯/同步放化疗;R2切除选择术后同步放化疗。

第五章

Ⅲ期不可切除非小细胞肺癌的综合治疗

第一节 Ⅲ期不可切除非小细胞肺癌类型

不可切除的Ⅲ期 NSCLC 患者包括:部分ⅢA、ⅢB 和全部ⅢC 期患者,通常包括单站纵隔淋巴结短径≥3cm 或多站淋巴结融合成团(CT 上淋巴结短径≥2cm)的 N2 期患者,侵犯食管、心脏、大血管的 T4 期和全部 N3 期患者。

第二节 Ⅲ期不可切除非小细胞肺癌患者的治疗策略

接受多学科会诊(multi-disciplinary treatment,MDT)的Ⅲ期 NSCLC 患者预后更佳。

根治性同步放化疗是Ⅲ期不可切除 NSCLC 的主要治疗方

案,在决定治疗方案时,除了要考虑肿瘤本身的特性外,还需要结合患者一般情况及组织器官(如心脏、肺、脊髓、食管和臂丛神经等)对放化疗的耐受情况选择放疗剂量。

治疗推荐意见如下:

一、推荐根治性同步放化疗

有根治性治疗可能且 ZPS 评分良好的患者,如果放疗设备及放疗方案的剂量参数满足剂量要求,建议采取同步放化疗。

1. 同步放疗 ①放疗靶区:原发灶 + 转移淋巴结累及野放疗,累及野放疗可以更优化肿瘤组织剂量和正常组织的毒性剂量;正电子发射计算机体层显像仪(positron emission tomography and computed tomography,PET/CT) 图像能明显提高靶区勾画的准确性,特别是存在明显肺不张或静脉增强禁忌的患者。②放疗剂量:根治性处方剂量为 60~70Gy,2Gy/次,最小处方剂量为 60Gy,但最佳放疗剂量仍不确定,74Gy 不推荐作为常规用量。③可以采用更新的放疗技术来保证根治性放疗的实施。临床常规采用三维适形放射治疗(three-dimensional conformal radiation therapy,3DCRT)或调强放射治疗(intensity-modulated radiotherapy,IMRT)。IMRT 为更好的选择,能降低高级别放射性肺炎的发生,可减少不良反应。

2. 以铂类为主的同步化疗方案 ①依托泊苷 + 顺铂;②紫杉醇 + 顺铂或卡铂;③长春瑞滨 + 顺铂;④培美曲塞 + 顺铂或卡

铂(非鳞状细胞癌)。建议同步放化疗过程中至少完成 2 个周期的化疗。

二、放化疗后免疫巩固治疗

PACIFIC 研究是一项针对 Ⅲ 期不可切除 NSCLC 患者的 Ⅲ 期随机对照临床研究,患者接收根治性同步放化疗后予以 PD-L1 抑制剂度伐尤单抗巩固治疗,与安慰剂对比(表 5-1,见文末折页 3)。结果显示同步放化疗后度伐尤单抗巩固治疗组的无进展生存期(progression free survival,PFS)显著优于安慰剂组(中位 PFS 16.8 个月 *vs.* 5.6 个月,HR=0.52,*P*<0.001),显著提升了患者的中位 OS(NR *vs.* 28.7 个月,HR=0.68,*P*=0.002 5),事后分析的中位 OS 47.5 个月 *vs.* 29.1 个月,5 年 OS 率 42.9% *vs.* 33.4%,确证了长期疗效获益。基于该研究结果,美国 FDA 和 NMPA 已批准度伐尤单抗用于 Ⅲ 期不可切除 NSCLC 患者同步放化疗后的巩固治疗,并得到了《CSCO NSCLC 指南 2023》的 Ⅰ 级推荐。基于 PACIFIC-6 的研究结果,《NCCN NSCLC 2024 V5 指南》新增了度伐尤单抗用于 Ⅲ 期不可切除 NSCLC 序贯放化疗后巩固治疗的推荐,与同步放化疗后度伐尤单抗巩固治疗一起被列为优选。

PACIFIC-R 是一项全球多中心真实世界研究,为同步/序贯 CRT 后度伐尤单抗巩固治疗在真实世界人群中的应用提供了证据,研究结果支持 CRT(PACIFIC 方案)后继续度伐尤单抗巩固治疗作为Ⅲ期不可切除 NSCLC 患者的全球标准治疗。

对于序贯放化疗或同步放化疗后未进展的患者，GEMSTONE-301 研究显示，舒格利单抗巩固治疗对比安慰剂显著延长了中位无进展生存期(9.0 个月 *vs.* 5.8 个月，HR=0.64，*P*=0.002 6)；序贯放化疗 sCRT 亚组的中位 PFS 分别为 8.1 个月 *vs.* 4.1 个月(HR=0.57)，同步放化疗 cCRT 亚组的中位 PFS 分别为 15.7 个月 *vs.* 8.3 个月(HR=0.71)。基于该研究结果，美国 NMPA 已批准舒格利单抗作为同步或序贯放化疗后的巩固治疗用于Ⅲ期不可切除 NSCLC 患者。然而，该研究暂无最终的 OS 分析(NR *vs.* 24.1 个月，HR=0.44，成熟度 36.5%)，暂无长期随访数据，仅被《CSCO NSCLC 指南 2023》所推荐。

帕博利珠单抗(Ⅱ期研究 KEYNOTE-799)OS 分析不成熟，尚无数据报道。目前尚无Ⅲ期 NSCLC 适应证获批，亦无指南推荐。

三、放化疗后靶向巩固治疗

LAURA(NCT03521154)是一项随机双盲安慰剂对照的国际多中心Ⅲ期临床研究，旨在评估奥希替尼对照安慰剂在伴有 EGFR 突变Ⅲ期不可切除 NSCLC 患者中维持治疗的疗效和安全性，达到 3PFS 主要终点，奥希替尼显著优于安慰剂(39.1 个月 *vs.* 5.6 个月，HR=0.16，*P* < 0.001)。此外，我国尚有一项正在进行的随机双盲对照Ⅲ期临床研究——ACCENT(CTR20210297)，该研究旨在评估阿美替尼用于含铂化疗后出现进展的Ⅲ期不可切

除 EGFR 敏感突变阳性 NSCLC 患者维持治疗的疗效及安全性。

四、序贯放化疗

若患者无法耐受同步放化疗,则建议进行序贯放化疗,其效果优于单纯放疗。放疗方案同前,增加放疗剂量有可能改善患者生存,但最佳放疗剂量尚不确定。序贯化疗方案如下:长春瑞滨 + 顺铂;紫杉醇 + 顺铂或卡铂;培美曲塞 + 顺铂或卡铂(非鳞状细胞癌)。建议行 2~4 个周期化疗,评估后再行放疗。

五、诱导和巩固治疗

对无法耐受放化疗综合治疗的患者,包括体力状况较差(PS=2)、有内科合并症、身体状况明显下降或是不愿意接受综合治疗的患者,建议采取单纯放疗或序贯放疗 + 化疗的治疗模式。尤其对于体力状况较差(PS=2)或有严重并发症不适宜接受放化疗综合治疗的患者,单纯根治性放疗可以增强患者的治疗耐受性,并带来潜在的生存获益。单纯根治性放射治疗方案与同步放化疗的放射治疗方案一致,增加放疗剂量可能使患者生存获益,然而仍需要更丰富的证据以确定最佳放疗剂量。

对于肿瘤负荷大的患者,尽管在临床实践中,通过诱导化疗来缩小肿瘤体积,以期进行同步放化疗,但目前尚无证据表明诱导化疗能够提高患者的生存获益。

针对不可切除患者在经过诱导治疗获益后能否手术目前尚

不明确,尚无一个明确的指南推荐。既往研究(ESPATUE)提供了证据,表明在诱导化疗或放化疗之后,部分患者的 T、N 分期显著下降,使得本无法进行手术的 Ⅲ 期 NSCLC 转变为可手术切除。尽管相比根治性放化疗,手术切除患者的 PFS 及 OS 没有增加,但亚组分析提示部分选择性患者(T3N2,T4N0~1,AJCC 第 7 版分期)有明显的长期生存获益。未来,更多药物(小分子靶向药物、免疫检查点抑制剂等)的新辅助治疗联合手术的治疗模式,在这部分患者中的治疗价值需要进一步探索。

第六章

其他特殊情况

第一节　磨玻璃样病变的治疗原则

近年来,随着胸部 CT 的普及,肺部磨玻璃样病变(GGO)的检出率明显提高。肺部 GGO 在肺高分辨率 CT 图像上表现为密度轻度增加,呈局灶性云雾状密度阴影。首个前瞻性多中心单臂临床研究(JCOG00804/WJOG4507L)证实:对于直径 ≤ 2cm、GGO 成分为主(肿瘤实性成分比值 ≤ 0.25)的周围型肺结节,在保证足够切缘的情况下(至少 5mm)应首选亚肺叶切除术。此项研究结果提示,患者的 5 年无复发生存率接近 100%,术后并发症发生率低、对肺功能影响小。此项研究要求术中确认无胸膜播散、非浸润性肺腺癌、无肉眼或镜下淋巴结转移。需要强调的是,在该项研究的亚肺叶切除手术方式中楔形切除占 82%,研究并不要求必须做淋巴结活检,除非发现明显异常的淋巴结。因此,对于周围型磨玻璃样成分为主的非浸润肺腺癌,在保证足够切缘的前提下,楔形切除一样可达到近 100% 的 5 年无复发生存率。

第二节　同时性多原发肺癌外科治疗流程

多原发肺癌(multiple primary lung cancer,MPLC)是指在患者肺部同时或先后出现两个或多个原发性肺癌病灶,可以根据肿瘤出现的时间间隔分为两类:同时性多原发肺癌(synchronous MPLC,sMPLC),指多个肺癌病灶在 6 个月之内同时出现;异时性多原发肺癌(metachronous MPLC,mMPLC),指多个肺癌病灶出现时间间隔大于 6 个月。在临床上,因为影像学和组织学表现的相似性,要想区分 MPLC 和肺内转移癌通常较为困难,但 MPLC 的准确诊断对于治疗和预后的决策至关重要。

1. 诊断　修订后的 MPLC 诊断标准为:①组织学类型相同,解剖学位置不同,病灶位于不同肺叶,无 N2、N3 转移,无全身转移;②组织学类型相同,发病时间不同,两个病灶出现时间间隔超过 4 年、无全身转移;③组织学类型不同或分子基因学特征不同,或分别由不同的原位癌发展而来。

2. 分期　根据 TNM 分期,T 分期中同侧不同肺叶中多发结节为 T4 期,而如果病灶位于不同侧肺叶时则考虑为转移性病变(M1),所以目前的 TNM 分期系统并不能正确反映 MPLC 的生存和预后。建议针对每一个病灶进行 TNM 分期,治疗按照分期较高者进行决策。

3. 治疗建议　多原发肺癌的治疗目前并没有统一的标准。多原发肺癌中,不同原发灶应分别进行分期并应作为不同肿瘤进行管理,积极手术切除依然是治疗多原发肺癌最有效的方法。

4. 治疗策略　首选的治疗方案是手术切除,术中应尽可能完整有效地将肿瘤病灶完全切除,同时保留尽可能多的健康肺组织;术后进行 MDT 讨论,根据患者自身情况制订个体化的综合治疗方案,以提高患者生存率。

5. 外科术式选择推荐

(1) 对位于同一肺叶的多个原发肺癌病灶,根据它们的分期和位置分布,可以采取肺叶切除术、肺段切除术或楔形切除术等,并尽可能进行同期手术切除。肺叶及肺段切除术主要应用于较大病灶的切除,小病灶的切除可以考虑楔形或肺段切除术。若各个病灶均比较小,可以考虑行不同病灶楔形切除术。

(2) 对于位于两侧肺叶的病灶,通常建议分期手术切除。对于年轻患者,至少一侧手术为亚肺叶切除术,可考虑同期手术。在分期手术时,应优先考虑切除对患者预后影响较大的病灶。这包括那些病灶较大、密度较高、含有实性成分较多、具有明显恶性征象、分期较高或伴有淋巴结转移的病灶。优先切除中央型、进展较快、病灶较大或伴有纵隔、肺门淋巴结转移的病灶,后切除周围型、进展较慢、病灶较小或无淋巴结转移的病灶。手术的时间间隔不能太短,以允许患者充分康复,也不能太长,以免病灶扩散和转移。通常,分期手术的时间间隔以 3~6 个月为宜。

对于 MPLC 患者,建议对病理标本做基因突变检测,为术后辅助靶向治疗提供指导。

第三节　不适合手术或拒绝手术的早期非小细胞肺癌

对于不适合或拒绝接受手术治疗的早期 NSCLC 患者,推荐首选立体定向放射治疗(stereotactic body-radiotherapy,SBRT),适应证如下。

1. SBRT 适用于不适合手术的早期 NSCLC 患者,包括高龄患者、合并有重要内科疾病的患者及 T1~T2N0M0 期患者,这些患者可能由于年龄、身体状况或其他原因无法耐受手术切除。

2. 可手术但拒绝手术的早期 NSCLC 患者。

3. 不能施行或拒绝接受病理诊断的临床早期肺癌,经由临床多学科会诊并在患者及家属充分知情同意的前提下,有着明确的影像学诊断支持,例如长期随访中的进展性病变、密度增高、实性比例增加及其他恶性特征。

4. SBRT 在具有相对适应证的情况下也可以被考虑使用,例如处理 T3N0M0 期或同时存在多个原发 NSCLC 的患者。

第四节　老年肺癌患者治疗方案

尽管手术仍然是早期肺癌的首选治疗方法，但年龄和合并症的存在显著增加了手术的风险。因此，在考虑手术治疗时，综合评估患者的整体健康状况和潜在风险显得尤为重要。

基于患者年龄的不同，临床治疗方案的选择也不同，大体上对于 75 岁以下的低龄老年肺癌患者，外科手术策略无特殊；对于 76~85 岁的老年肺癌患者，仅美国麻醉医师协会（American Society of Anaesthesiology，ASA）分级（表 6-1）在 Ⅱ 级以下，可以考虑接受根治性切除术；对于超过 85 岁的老年肺癌患者，一般不宜接受任何肺癌相关外科治疗，若患者身体状况较好、经过慎重评估受益与风险（如实性肿瘤位于肺外周），可行姑息性、创伤小、恢复快的胸腔镜肺楔形切除术。

老年肺癌患者的手术治疗决策不应仅仅基于近期预后，还需要深入考虑患者的合并症情况及手术是否能够为患者带来长期的益处，包括：①手术是否有望延长患者的预期寿命；②术后是否能够维持或接近术前的机体功能状态；③手术是否会显著降低患者术后的生活质量。为了全面评估老年肺癌患者的手术适宜性，建议进行综合性老年医学评估（comprehensive geriatric assessment，CGA），评估包括 ASA 分级、呼吸系统、心血管系统、内分泌系统和营养状况等多个方面。

表 6-1　美国麻醉医师协会分级标准

分级	身体状况	围手术期死亡率
Ⅰ级	体格健康,营养状况良好,各器官功能正常	0.06%~0.08%
Ⅱ级	除疾病本身外仅有轻度的合并症,但可代偿	0.27%~0.40%
Ⅲ级	患者病情严重,但尚可勉强进行日常活动	1.82%~4.30%
Ⅳ级	丧失日常活动能力,经常面临生命威胁	7.80%~23.00%
Ⅴ级	无论手术与否,生命难以维持 24 小时的濒死患者	9.40%~50.70%

第七章

局限期小细胞肺癌的治疗

第一节 治疗原则

局限期 SCLC 约占 SCLC 的 30%,对可手术的局限期 SCLC 患者(T1~2N0),根治性手术是标准治疗,术后病理提示为 N0 的患者推荐进行辅助化疗,提示为 N1 和 N2 的患者推荐进行辅助化疗合并胸部放疗,同步或序贯均可。对不可手术的局限期 SCLC 超过 T1~2N0 或不能手术的 T1~2N0)、PS 评分良好者(0~2 分),化疗同步胸部放疗(chemotherapy with concurrent chemoradiotherapy, CCRT)是目前的标准治疗方案。局限期 SCLC 的 5 年生存率和 2 年 PFS 率分别约为 24.0% 和 23.5%,即使患者对 CCRT 表现出良好的反应率(超过 90%),大多数患者在 CCRT 后 2 年内会出现疾病进展。为提高患者的生存获益,探索免疫抑制剂和 CCRT 的治疗模式是目前的研究热点,其中度伐利尤单抗联合同步放化疗的一项单中心单臂 Ⅱ 期研究结果显示:中位 PFS 为 14.4 个月,中位 OS 达 55.9 个月,显著优于对照组的 33.4 个月(HR=0.73,95% 的可信区间为 0.57~0.93)。基于此项研究的结果,一项评估同步放化疗后使用度伐利尤单抗巩固治疗的全球多中心双盲随机对照 Ⅲ 期研究——ADRIATIC（NCT03703297）目前正在进行中，预计将会在 2024 年公布结果。

第二节　局限期小细胞肺癌治疗路径

局限期 SCLC 治疗路径详见图 7-1。

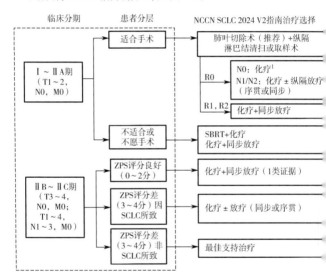

图 7-1　局限期小细胞肺癌（SCLC）的治疗路径

[1]NCCN 指南推荐化疗疗程为 4 个周期，每个周期为 21～28 天，推荐方案为顺铂＋依托泊苷的双药化疗方案（Ⅰ类证据）；此外，在放化疗期间，不推荐使用粒细胞 - 巨噬

CSCO SCLC指南2024治疗选择

```
Ⅰ级推荐：
1.肺叶切除术+肺门、纵隔淋巴结清扫术（2A类证据）
2.术后N0：依托泊苷+顺铂/卡铂化疗（2A类证据）
  术后N1：辅助化疗±纵隔淋巴结放疗（2A类证据）
  术后N2：辅助化疗+纵隔放疗（2A类证据）
Ⅲ级推荐：预防性脑放疗（3类证据）
```

```
Ⅰ级推荐：
SBRT后化疗（2A类证据）
化疗+同步/序贯放疗（1类证据）
Ⅲ级推荐：CR或PR的患者预防性脑放疗（3类证据）
```

```
Ⅰ级推荐：
化疗（依托泊苷+顺铂/卡铂）+同步/序贯放疗（1类证据）
Ⅱ级推荐：CR或PR的患者预防性脑放疗（1类证据）
```

```
Ⅰ级推荐：化疗（依托泊苷+顺铂/卡铂）±放疗（2A类证据）
Ⅱ级推荐：CR或PR的患者预防性脑放疗（1类证据）
```

```
Ⅰ级推荐：最佳支持治疗
```

细胞集落刺激因子（granulocyte-macrophage colony stimulating factor, GM-CSF）
（Ⅰ类证据）。SBRT：立体定向放疗；CR：完全缓解；PR：部分缓解。

第八章

患者术后随访方案推荐

第一节 Ⅰ~Ⅱ期及可切除的Ⅲ期非小细胞肺癌患者术后随访推荐

NSCLC异质性极强，对于如何进行缓解期随访没有统一规范。应根据病理类型、病理分期、载荷突变及关键分子表达情况接受的辅助治疗等因素综合考虑，以下是一些随访策略(表8-1和规划建议(表8-2)。

各分期病情变化或必要时可加做方案C；应鼓励患者长其戒烟。

表8-1 非小细胞肺癌患者术后随访策略

随访方案	随访项目
方案A(局部)	• 病史 • 体格检查 • 肺癌肿瘤标志物：ProGRP、SCC、CEA、CA199、糖类抗原125、CYFRA21-1 • 检查项目：胸部低剂量螺旋平扫CT(必要时行胸部增强CT)

随访方案	随访项目
方案 B(全身)	• 病史 • 体格检查 • 肺癌肿瘤标志物 • 胸部低剂量螺旋平扫 CT(必要时行胸部增强 CT)、腹部 CT 平扫或 B 超、头颅 CT 或 MRI(如存在禁忌行头颅 CT)、全身骨扫描；或全身 PET/CT 检查
方案 C (非必需)	锁骨上淋巴结 B 超;电子支气管镜;EBUS/EUS;经皮穿刺活检;淋巴结活检及浅表肿物活检;体腔积液细胞学检查;痰细胞学;胸腔镜;纵隔镜;CTC;ctDNA;MRD;肺功能检测;肺癌生活质量评分

注:CEA,癌胚抗原;CYFRA21-1,细胞角蛋白 19 片段;MRI,磁共振成像;PET/CT,正电子发射断层成像;EBUS,经支气管镜腔内超声;EUS,经食管内镜超声;CTC,循环肿瘤细胞;ctDNA,循环肿瘤 DNA;SCC,鳞状细胞癌抗原;ProGRP,胃泌素释放肽前体;CA199,糖类抗原 199;MRD,微小残留病灶。

表 8-2 各分期非小细胞肺癌患者术后随访规划

分类	时间频率	随访方案
原位癌	每年 1 次全身健康查体	用胸部低剂量螺旋平扫 CT 替代胸部 X 线检查
Ⅰ 期 (术后不需要辅助治疗,驱动基因阴性)	前 2 年每 6 个月随访 1 次	每年第 1 个 6 个月采用方案 A,第 2 个 6 个月采用方案 B
	第 3 年后每 1 年随访 1 次	方案 B
Ⅰ B 期 (伴有高危因素者)	前 2 年每 3 个月随访 1 次	每年前 3 个 3 个月采用方案 A,每年第 4 个 3 个月采用方案 B
	第 3~5 年每 6 个月随访 1 次	每年第 1 个 6 个月采用方案 A,每年第 2 个 6 个月采用方案 B
	第 5 年后每 1 年随访 1 次	方案 B

分类		时间频率	随访方案
Ⅱ期、ⅢA期、ⅢB期（T3N2M0）（术后需辅助治疗，驱动基因阴性）		前2年每3个月随访1次	每年前3个3个月采用方案A，每年第4个3个月采用方案B
		第3~5年每6个月随访1次	每年第1个6个月采用方案A，每年第2个6个月采用方案B
		第5年后每1年随访1次	方案B
EGFR阳性	ⅠA期术后不需要辅助治疗	同Ⅰ期（驱动基因阴性术后不需要辅助治疗）	
	ⅡB~ⅢB期术后需辅助治疗	前3年每3个月随访1次	每年前3个3个月采用方案A，每年第4个3个月采用方案B
		第4~6年每6个月随访1次	每年第1个6个月采用方案A，每年第2个6个月采用方案B
		第6年后每1年随访1次	方案B
ALK突变及其他少见突变	Ⅰ期术后不需要辅助治疗	在Ⅰ期（术后不需要辅助治疗，驱动基因阴性）方案的基础上适当增加随访频率	
	Ⅱ~ⅢB期术后需辅助治疗	同EGFR阳性术后需辅助治疗患者的随访方案	

第二节　局限期小细胞肺癌术后随访推荐

局限期SCLC患者随访策略见表8-3。

表 8-3 局限期小细胞肺癌患者术后随访策略

术后时间	随访频率	随访内容
第 0~2 年	每 3 个月 1 次	• 病史 • 体格检查 • 影像学检查:胸部、腹部、盆腔增强 CT;头颅增强 MRI(第 1 年每 3~4 个月,第 2 年每 6 个月);全身骨扫描(每 6 个月至 1 年);颈部及锁骨上淋巴结彩超 • 实验室检查:血常规;血生化;外周血 SCLC 肿瘤标志物 • 吸烟情况评估(鼓励患者戒烟)
第 3 年	每半年 1 次	• 病史 • 体格检查 • 影像学检查:胸部、腹部、盆腔增强 CT,头颅增强 MRI,全身骨扫描(每 6 个月至 1 年),颈部及锁骨上淋巴结彩超 • 实验室检查:血常规;血生化;外周血肿瘤标志物 • 吸烟情况评估(鼓励患者戒烟)
> 3 年	每年 1 次	• 病史 • 体格检查 • 影像学检查:胸部、腹部、盆腔增强 CT,头颅增强 MRI,全身骨扫描(每 1 年 1 次),颈部及锁骨上淋巴结彩超 • 实验室检查:血常规;血生化;外周血肿瘤标志物 • 吸烟情况评估(鼓励患者戒烟)

参 考 文 献

[1] HAN B，ZHENG R，ZENG H，et al. Cancer incidence and mortality in
China，2022[J]. J Natl Cancer Ceut，2024，46（3）：47-53.

[2] 中国临床肿瘤学会指南工作委员会. 中国临床肿瘤学会（CSCO）非小细
胞肺癌诊疗指南 2023[M]. 北京：人民卫生出版社，2023.

[3] 中国临床肿瘤学会指南工作委员会. 中国临床肿瘤学会（CSCO）小细胞
肺癌诊疗指南 2023[M]. 北京：人民卫生出版社，2023.

[4] KRISTINA GREGORY N，MIRANDA HUGHES O，AISNER D L，et al.
NCCN Guidelines Version 5.2024 Non-Small Cell Lung Cancer [EB/OL]
（2024-04-23）[2024-05-13] https：//www.nccn.org.

[5] LOO B W，CHAIR V，BASSETTI M，et al. NCCN Guidelines Version 2.2024
Small Cell Lung Cancer（2023-11-21）[2024-05-13] https：//www.nccn.org.

[6] 中国抗癌协会，肺癌专业委员会. 中国肿瘤整合诊治指南. 肺癌.
2022[M]. 天津：天津科学技术出版社，2022.

[7] SEER*Explorer：An interactive website for SEER cancer statistics [Internet].
Surveillance Research Program，National Cancer Institute[OL]. （2023-
04-19）[2023-10-06]. https：//seer.cancer.gov/statistics-network/explorer.

[8] DETTERBECK F C，BOFFA D J，KIM A W，et al. The eighth edition lung
cancer stage classification[J]. Chest，2017，151（1）：193-203.

[9] NATIONAL LUNG SCREENING TRIAL RESEARCH TEAM；ABERLE
D R，ADAMS A M，et al. Reduced lung-cancer mortality with low-dose
computed tomographic screening[J]. N Engl J Med，2011，365（5）：395-409.

[10] WOLF A M D，OEFFINGER K C，SHIH T Y，et al. Screening for lung

cancer：2023 guideline update from the American Cancer Society[J]. CA Cancer J Clin,2024,74(1):50-81.

[11] 韦梦娜,乔友林. 低剂量螺旋 CT 肺癌筛查研究进展 [J]. 中国肺癌杂志, 2020,23(10):875-882.

[12] 姜格宁,陈昶,朱余明. 上海市肺科医院磨玻璃结节早期肺腺癌的诊疗共识(第一版)[J]. 中国肺癌杂志,2018,21(3):147-159.

[13] 叶欣,范卫军,王忠敏. 热消融治疗肺部亚实性结节专家共识(2021 年版)[J]. 中国肺癌杂志,2021,24(5):305-322.

[14] 中华医学会肿瘤学分会,中华医学会杂志社. 中华医学会肺癌临床诊疗指南(2022 版)[J]. 中华医学杂志,2022,102(23):1706-1740.

[15] WU Y,LI P,ZHANG H,et al. Diagnostic value of fluorine 18 fluorodeoxyglucose positron emission tomography/computed tomography for the detection of metastases in non-small-cell lung cancer patients[J]. Int J Cancer,2013,132(2):E37-E47.

[16] XIE F,YANG H,HUANG R,et al. Chinese expert consensus on technical specifications of electromagnetic navigation bronchoscopy in diagnosing peripheral pulmonary lesions[J]. J Thorac Dis,2021,13(4):2087-2098.

[17] GOLDSTRAW P,CHANSKY K,CROWLEY J,et al. The IASLC Lung Cancer Staging Project：Proposals for Revision of the TNM Stage Groupings in the Forthcoming(Eighth)Edition of the TNM Classification for Lung Cancer[J]. J Thorac Oncol,2016,11(1):39-51.

[18] WANG Z,DUAN J,WANG G,et al. Allele Frequency-Adjusted Blood-Based Tumor Mutational Burden as a Predictor of Overall Survival for Patients With NSCLC Treated With PD-(L)1 Inhibitors[J]. J Thorac Oncol, 2020,15(4):556-567.

[19] WANG Z, DUAN J, CAI S, et al. Assessment of Blood Tumor Mutational Burden as a Potential Biomarker for Immunotherapy in Patients With Non-Small Cell Lung Cancer With Use of a Next-Generation Sequencing Cancer Gene Panel[J]. JAMA Oncol, 2019, 5(5): 696-702.

[20] LI C, WU J, WANG Z, et al. A comparison of direct sequencing and ARMS assay performance in EGFR mutation analysis of non-small cell lung cancer patients[J]. Zhongguo Fei Ai Za Zhi, 2014, 17(8): 606-611.

[21] HORIIKE A, KIMURA H, NISHIO K, et al. Detection of epidermal growth factor receptor mutation in transbronchial needle aspirates of non-small cell lung cancer[J]. Chest, 2007, 131(6): 1628-1634.

[22] KIMURA H, KASAHARA K, KAWAISHI M, et al. Detection of epidermal growth factor receptor mutations in serum as a predictor of the response to gefitinib in patients with non-small-cell lung cancer[J]. Clin Cancer Res, 2006, 12(13): 3915-3921.

[23] KIMURA H, SUMINOE M, KASAHARA K, et al. Evaluation of epidermal growth factor receptor mutation status in serum DNA as a predictor of response to gefitinib (IRESSA)[J]. Br J Cancer, 2007, 97(6): 778-784.

[24] 中国临床肿瘤学会非小细胞肺癌专家委员会. 二代测序技术在 NSCLC 中的临床应用中国专家共识(2020 版)[J]. 中国肺癌杂志, 2020, 23(9): 741-761.

[25] BAI H, MAO L, WANG H S, et al. Epidermal growth factor receptor mutations in plasma DNA samples predict tumor response in Chinese patients with stages IIIB to IV non-small-cell lung cancer[J]. J Clin Oncol, 2009, 27(16): 2653-2659.

[26] KARACHALIOU N, Mayo-de las Casas C, QUERALT C, et al. Association

of EGFR L858R Mutation in Circulating Free DNA With Survival in the EURTAC Trial[J]. JAMA Oncol,2015,1(2):149-157.

[27] CAO Z,WANG J,QIN N,et al. [Clinical Value of Droplet Digital PCR and Super-ARMS Detection of Epidermal Growth Factor Receptor Gene Mutation in Plasma Circulating Tumor DNA of Patients with Advanced Lung Adenocarcinoma][J]. Zhongguo Fei Ai Za Zhi,2020,23(2):84-90.

[28] LI X,ZHOU C. Comparison of cross-platform technologies for EGFR T790M testing in patients with non-small cell lung cancer[J]. Oncotarget, 2017,8(59):100801-100818.

[29] WAN R,WANG Z,LEE J J,et al. Comprehensive Analysis of the Discordance of EGFR Mutation Status between Tumor Tissues and Matched Circulating Tumor DNA in Advanced Non-Small Cell Lung Cancer[J]. J Thorac Oncol,2017,12(9):1376-1387.

[30] LI Y,XU H,SU S,et al. Clinical validation of a highly sensitive assay to detect EGFR mutations in plasma cell-free DNA from patients with advanced lung adenocarcinoma[J]. PLoS One,2017,12(8):e0183331.

[31] MALAPELLE U,SIRERA R,JANTUS-LEWINTRE E,et al. Profile of the Roche cobas® EGFR mutation test v2 for non-small cell lung cancer[J]. Expert Rev Mol Diagn,2017,17(3):209-215.

[32] ZHANG Y,XU Y,WANG M. [Research Advancement on EGFR Mutation Detection of Cell-free DNA and Tumor Cell in Peripheral Blood of Patients with Non-small Cell Lung Cancer][J]. Zhongguo Fei Ai Za Zhi,2016,19 (11):766-772.

[33] KRALIK P,RICCHI M. A Basic Guide to Real Time PCR in Microbial Diagnostics:Definitions,Parameters,and Everything[J]. Front Microbiol,

2017,8：108.

[34] GOODWIN S，MCPHERSON J D，MCCOMBIE W R. Coming of age：ten years of next-generation sequencing technologies[J]. Nat Rev Genet，2016，17（6）：333-351.

[35] CAO Y，FANNING S，PROOS S，et al. A Review on the Applications of Next Generation Sequencing Technologies as Applied to Food-Related Microbiome Studies[J]. Front Microbiol，2017，8：1829.

[36] VENDRELL J A，MAU-THEM F T，BÉGANTON B，et al. Circulating Cell Free Tumor DNA Detection as a Routine Tool for Lung Cancer Patient Management[J]. Int J Mol Sci，2017，18（2）：264.

[37] ZHANG B O，XU C W，SHAO Y，et al. Comparison of droplet digital PCR and conventional quantitative PCR for measuring EGFR gene mutation[J]. Exp Ther Med，2015，9（4）：1383-1388.

[38] THRESS K S，BRANT R，CARR T H，et al. EGFR mutation detection in ctDNA from NSCLC patient plasma：A cross-platform comparison of leading technologies to support the clinical development of AZD9291[J]. Lung Cancer，2015，90（3）：509-515.

[39] OXNARD G R，PAWELETZ C P，KUANG Y，et al. Noninvasive detection of response and resistance in EGFR-mutant lung cancer using quantitative next-generation genotyping of cell-free plasma DNA[J]. Clin Cancer Res，2014，20（6）：1698-1705.

[40] ASAMURA H，NISHIMURA K. The 9th edition of TNM classification for lung cancer[R]. *2023 World Conference on Lung Cancer*，2023.

[41] 吴一龙，陆舜，周清华，等 . Ⅲ期非小细胞肺癌的处理：共识与争鸣 [J]. 循证医学，2022，22（3）：129-136.

42] WU Y L,TSUBOI M,HE J,et al. Osimertinib in Resected EGFR-Mutated Non-Small-Cell Lung Cancer[J]. N Engl J Med,2020,383(18):1711-1723.

43] Masahiro Tsuboi. LBA47 - Osimertinib as adjuvant therapy in patients(pts) with resected EGFR-mutated(EGFRm) stage IB-Ⅲ A non-small cell lung cancer(NSCLC): Updated results from ADAURA[C]. In: *2022 ESMO*. ; 2022:Abs. LBA47.

44] TSUBOI M,HERBST R S,JOHN T,et al. Overall Survival with Osimertinib in Resected EGFR-Mutated NSCLC[J]. N Engl J Med,2023, 389(2):137-147.

45] Roy S. Herbst. Overall surv iv al analysis from the ADAURA trial of adjuvant osimertinib in patients with resected EGFR-mutated(EGFRm) stage IB-Ⅲ A non-small cell lung cancer(NSCLC)[C]. In: *2023 ASCO*. ; 2023 :Abs. LBA3.

46] HERBST R S,WU Y L,JOHN T,et al. Adjuvant Osimertinib for Resected EGFR-Mutated Stage IB-Ⅲ A Non-Small-Cell Lung Cancer: Updated Results From the Phase Ⅲ Randomized ADAURA Trial[J]. J Clin Oncol, 2023,41(10):1830-1840.

47] HE J,SU C,LIANG W,et al. Icotinib versus chemotherapy as adjuvant treatment for stage Ⅱ-Ⅲ A EGFR-mutant non-small-cell lung cancer (EVIDENCE): a randomised,open-label,phase 3 trial[J]. Lancet Respir Med,2021,9(9):1021-1029.

48] ZHONG W Z,WANG Q,MAO W M,et al. Gefitinib Versus Vinorelbine Plus Cisplatin as Adjuvant Treatment for Stage Ⅱ-Ⅲ A(N1-N2)EGFR-Mutant NSCLC: Final Overall Survival Analysis of CTONG1104 Phase Ⅲ Trial[J]. J Clin Oncol,2021,39(7):713-722.

[49] YUE D, XU S, WANG Q, et al. Erlotinib versus vinorelbine plus cisplatin a adjuvant therapy in Chinese patients with stage ⅢA EGFR mutation-positive non-small-cell lung cancer (EVAN): a randomised, open-label, phase 2 trial[J]. Lancet Respir Med, 2018, 6 (11): 863-873.

[50] ZHANG Q, HE C, WANG Y, et al. 86P - Aumolertinib as adjuvant therapy in postoperative EGFR-Mutated non-small cell lung cancer[J]. *Ann Oncol* 2022, 33 : S73.

[51] LV C, FANG W, WU N, et al. Osimertinib as neoadjuvant therapy i patients with EGFR-mutant resectable stage Ⅱ - Ⅲ B lung adenocarcinom (NEOS): A multicenter, single-arm, open-label phase 2b trial[J]. Lung Cancer, 2023, 178 : 151-156.

[52] RODIG S J, MINO-KENUDSON M, DACIC S, et al. Unique clinicopatholog features characterize ALK-rearranged lung adenocarcinoma in the wester population[J]. Clin Cancer Res, 2009, 15 (16): 5216-5223.

[53] CHEVALLIER M, BORGEAUD M, ADDEO A, et al. Oncogenic drive mutations in non-small cell lung cancer: Past, present and future[J]. World Clin Oncol, 2021, 12 (4): 217-237.

[54] SOLOMON BJ, AHN JS, DZIADZIUSZKO R, et al. LBA2 ALINA Efficacy and safety of adjuvant alectinib versus chemotherapy in patien with early-stage ALK+ non-small cell lung cancer (NSCLC)[J]. *Ann Oncol* 2023, 34 : S1295-S1296.

[55] WU Y L, YANG J C, KIM D W, et al. Phas Ⅱ Study of Crizotinib in East Asia Patients With ROS1-Positive Advanced Non-Small-Cell Lung Cancer[J]. Clin Oncol, 2018, 36 (14): 1405-1411.

[56] HEYMACH J V, MITSUDOMI T, HARPOLE D, et al. Design ar

Rationale for a Phase Ⅲ, Double-Blind, Placebo-Controlled Study of Neoadjuvant Durvalumab + Chemotherapy Followed by Adjuvant Durvalumab for the Treatment of Patients With Resectable Stages Ⅱ and Ⅲ non-small-cell Lung Cancer: The AEGEAN Trial[J]. Clin Lung Cancer, 2022, 23(3): e247-e251.

57] HEYMACH J V, HARPOLE D, MITSUDOMI T, et al. Perioperative Durvalumab for Resectable Non-Small-Cell Lung Cancer[J]. N Engl J Med, 2023, 389(18): 1672-1684.

58] SPICER J D, GAO S, LIBERMAN M, et al. LBA56 Overall survival in the KEYNOTE-671 study of perioperative pembrolizumab for early-stage non-small-cell lung cancer(NSCLC)[J]. *Ann Oncol*, 2023, 34: S1297-S1298.

59] LU S, WU L, ZHANG W, et al. Perioperative toripalimab + platinum-doublet chemotherapy vs chemotherapy in resectable stage Ⅱ/Ⅲ non-small cell lung cancer(NSCLC): Interim event-free survival(EFS) analysis of the phase Ⅲ Neotorch study[J]. *J Clin Oncol*, 2023, 41(36_suppl): 425126.

60] CASCONE T, AWAD M M, SPICER J D, et al. LBA1 CheckMate 77T: Phase Ⅲ study comparing neoadjuvant nivolumab(NIVO) plus chemotherapy(chemo) vs neoadjuvant placebo plus chemo followed by surgery and adjuvant NIVO or placebo for previously untreated, resectable stage Ⅱ-Ⅲb NSCLC[J]. Ann Oncol, 2023, 34: S1295.

61] PROVENCIO PULLA M, FORDE P M, SPICER J D, et al. LBA57 Neoadjuvant nivolumab(N) + chemotherapy(C) in the phase Ⅲ CheckMate 816 study: 3-y results by tumor PD-L1 expression[J]. *Ann Oncol*, 2023, 34: S1298-S1299.

62] FELIP E, ALTORKI N, ZHOU C, et al. Overall survival with adjuvant atezolizumab after chemotherapy in resected stage Ⅱ-ⅢA non-small-cell lung cancer(IMpower010): a randomised,multicentre,open-label,phase Ⅱ trial[J]. Ann Oncol,2023,34(10):907-919.

[63] O'BRIEN M,PAZ-ARES L,MARREAUD S,et al. Pembrolizumab versus placebo as adjuvant therapy for completely resected stage IB-ⅢA non-small-cell lung cancer(PEARLS/KEYNOTE-091): an interim analysis of a randomised,triple-blind,phase 3 trial[J]. Lancet Oncol,2022,23(10):1274-1286.

[64] SPIGEL D R,FAIVRE-FINN C,GRAY J E,et al. Five-Year Survival Outcomes From the PACIFIC Trial: Durvalumab After Chemoradiotherapy in Stage Ⅲ Non-Small-Cell Lung Cancer[J]. J Clin Oncol,2022,40(12):1301-1311.

[65] GIRARD N,BAR J,GARRIDO P,et al. Treatment Characteristics and Real-World Progression-Free Survival in Patients With Unresectable Stage Ⅲ NSCLC Who Received Durvalumab After Chemoradiotherapy: Findings From the PACIFIC-R Study[J]. J Thorac Oncol,2023,18(2):181-193.

[66] ZHOU Q,CHEN M,JIANG O,et al. Sugemalimab versus placebo after concurrent or sequential chemoradiotherapy in patients with locally advanced,unresectable,stage Ⅲ non-small-cell lung cancer in China (GEMSTONE-301): interim results of a randomised,double-blind, multicentre,phase 3 trial[J]. Lancet Oncol,2022,23(2):209-219.

[67] Wu Y, Zhou Q. Chen M,et al. OA02.05 Sugemalimab vs Placebo after cCRT or sCRT in pts with Unresectable Stage Ⅲ NSCLC: Final PFS Analysis of a Phase 3 Study[C]. In: *IASLC 2022 World Conference on Lung Cancer.*

2022.

[68] LU S,CASARINI I,KATO T,et al. Osimertinib Maintenance After Definitive Chemoradiation in Patients With Unresectable EGFR Mutation Positive Stage Ⅲ Non-small-cell Lung Cancer：LAURA Trial in Progress[J]. Clin Lung Cancer,2021,22(4):371-375.

[69] GARASSINO M C,MAZIERES J,RECK M,et al. LBA61 Durvalumab (durva) after sequential chemoradiotherapy (CRT) in patients (pts) with unresectable stage Ⅲ NSCLC：Final analysis from PACIFIC-6[J]. *Ann Oncol*,2023,34：S1301-S1302.

[70] RECK M,LEE KH,FROST N,et al. Two-year update from KEYNOTE-799：Pembrolizumab plus concurrent chemoradiation therapy (cCRT) for unresectable,locally advanced,stage Ⅲ NSCLC[J]. *J Clin Oncol*,2022,40(16_suppl):8508.

[71] SUZUKI K,WATANABE S,WAKABAYASHI M,et al. A nonrandomized confirmatory phase Ⅲ study of sublobar surgical resection for peripheral ground glass opacity dominant lung cancer defined with thoracic thin-section computed tomography (JCOG0804/WJOG4507L)[J]. *J Clin Oncol*, 2017,35(15_suppl):8561.

[72] 郭海法,申屠阳. 多原发肺癌的诊断和处理策略新进展 [J]. 中国肺癌杂志,2016,19(5):307-311.

[73] 韩连奎,高树庚,谭锋维,等 . 同时性多原发肺癌的诊治体会及处理策略新进展 [J]. 中国肺癌杂志,2018,21(3):180-184.

[74] 中国老年保健协会肺癌专业委员会,天津市医疗健康学会加速外科康复专业委员会 . 老年肺癌外科治疗中国专家共识 (2022 版)[J]. 中国肺癌杂志,2023,26(2):83-92.

[75] 中华医学会肿瘤学分会,中华医学会杂志社.中华医学会肺癌临床诊疗指南(2023版)[J].中华肿瘤杂志,2023,45(7):539-574.

[76] Park S,Noh JM,Choi YL,et al. Durvalumab with chemoradiotherapy for limited-stage small-cell lung cancer[J]. *Eur J Cancer*,2022,169 :42-53.

[77] 刘伦旭,高树庚,何建行,等.非小细胞肺癌术后随访中国胸外科专家共识[J].中国胸心血管外科临床杂志,2021,28(1):4-10.

表 4-1 表皮生长因子受体 - 酪氨酸激酶抑制剂辅助治疗研究数据汇总

项目	奥希替尼（ADAURA，Ⅲ期）(n=682)	埃克替尼（EVIDENCE，Ⅲ期）(n=322)	吉非替尼（ADJUVANT，Ⅲ期）(n=222)	厄洛替尼（EVAN，Ⅲ期）(n=102)	阿美替尼（2022ELCC）(n=66)
研究设计	国际多中心、双盲、随机对照研究	国内多中心、开放标签、随机对照研究	国内多中心、开放标签、随机对照研究	国内多中心、开放标签、随机对照研究	国内单中心、回顾性研究
治疗方案	接受或未接受辅助化疗后，奥希替尼 vs. 安慰剂	埃克替尼 vs. 化疗	吉非替尼 vs. 化疗	厄洛替尼 vs. 化疗	阿美替尼 6~36 个月
患者分期	IB~ⅢA 期（V7）	Ⅱ~ⅢA 期（V7）	Ⅱ~ⅢA 期（N1~N2）(V7)	ⅢA 期（V7）	Ⅰ~Ⅲ 期（V8）
中位随访时间	约 60.0 个月	24.9 个月	80 个月	33 个月	25 例(37.9%)随访超过 1 年
中位治疗时长	35.8 个月	22.2 个月	21.9 个月	23.9 个月	-
DFS（中位 DFS）	Ⅱ~ⅢA 期:65.8 个月 vs. 21.9 个月，HR=0.23 IB~ⅢA 期:65.8 个月 vs. 28.1 个月,HR=0.27 无辅助化疗,HR=0.36 辅助化疗 HR=0.29	47.0 个月 vs. 22.1 个月 HR=0.36, $P < 0.000\ 1$	30.8 个月 vs. 19.8 个月 HR=0.56, $P=0.001$	42.4 个月 vs. 21.0 个月 HR=0.27, $P < 0.000\ 1$	(1 年 DFS 率: 100%)
3 年 DFS 率	Ⅱ~ⅢA 期:84% vs. 34% IB~ⅢA 期:85% vs. 44%	63.88% vs. 32.47%	39.6% vs. 32.5%	54.2% vs. 19.8%	NR
5 年 DFS 率	Ⅱ~ⅢA 期:53% vs. 25% IB~ⅢA 期:61% vs. 34%	NR	22.6% vs. 23.3%	NR	NR
OS(中位 OS)	Ⅱ~ⅢA 期:HR=0.49, $P=0.000\ 4$ IB~ⅢA 期:HR=0.49, $P < 0.000\ 1$(中位 OS 均 NR) 无辅助化疗 HR=0.47; 辅助化疗 HR=0.49	NR,HR=0.91（未成熟）	75.5 个月 vs. 62.8 个月 HR=0.92,$P=0.674$	84.2 个月 vs. 61.1 个月 HR=0.318, $P=0.004$	NR
5 年 OS 率	Ⅱ~ⅢA 期:85.0% vs. 73% IB~ⅢA 期:88% vs. 78%	NR	53.2% vs. 51.2%	84.8% vs. 51.1%	-

中枢神经系统复发	6% *vs.* 11%	7.3% *vs.* 10.6%	27.4% *vs.* 24.1%		-
中枢神经系统DFS	Ⅱ～ⅢA 期:NR *vs.* NR,HR=0.24 ⅠB～ⅢA 期:NR *vs.* NR,HR=0.36				
局部复发	12% *vs.* 23%		2.8% *vs.* 3.4% (随访时间:36.5 个月)		-
远处转移复发	15% *vs.* 37%		颅外 22.6% *vs.* 36.8% (随访时间:36.5 个月)		-
安全性(3 级以上 AE)	腹泻(3%)	皮疹(1.9%)	ALT/AST 上升(2%/2%)	皮疹 4%	-
国内获批适应证	奥希替尼用于 ⅠB～ⅢA 期 EGFR 敏感突变 NSCLC 完全切除术后的辅助治疗,并由医师决定接受或不接受辅助化疗	埃克替尼用于 Ⅱ～ⅢA 期 EGFR 敏感突变 NSCLC 术后辅助治疗	-		-
指南推荐	Ⅱ～ⅢB 期 NSCLC 根治性术后 EGFR 敏感突变阳性,推荐奥希替尼辅助治疗 *(《CSCO NSCLC 指南 2023》Ⅰ级推荐);ⅠB～ⅢB 期 NSCLC 根治性术后 EGFR 敏感突变阳性,可接受辅助化疗或不适合铂类药物化疗,推荐奥希替尼辅助治疗(《NCCN NSCLC 2024 V5 指南》推荐)	Ⅱ～ⅢB 期 NSCLC 根治性术后 EGFR 敏感突变阳性辅助治疗(《CSCO NSCLC 指南 2023》Ⅰ级推荐)	ⅢA 及 ⅢB 期 NSCLC 根治性术后 EGFR 敏感突变阳性辅助治疗(《CSCO NSCLC 指南 2023》Ⅱ级推荐)	ⅢA 及 ⅢB 期 NSCLC 根治性术后 EGFR 敏感突变阳性辅助治疗(《CSCO NSCLC 指南 2023》Ⅱ级推荐)	

注:所有数据公布的截止时间为 2023 年 6 月 4 日;* 辅助化疗后。请注意不同研究之间不能直接比较。此数据仅供参考,不暗示或意图在功效或安全性方面进行非劣效性或优越性的比较。NR:未报道;AE:不良反应;ALT/AST:丙氨酸转氨酶与天冬氨酸转氨酶的比值;DFS:无病生存期;OS:总生存期。

表4-2　围手术期免疫治疗研究数据汇总

项目	新辅助治疗 + 辅助治疗					单纯新辅助治疗	单纯辅助治疗	
研究名称	度伐利尤单抗 AEGEAN (n=740, mITT)	帕博利珠单抗 Keynote-671 (n=797, mITT)	特瑞普利单抗 Neotorch (n=404)	纳武利尤单抗 CheckMate 77T (n=465, mITT)	替雷利珠单抗 RATIONALE 315 (n=453, ITT)	纳武利尤单抗 CheckMate 816 (n=358)	阿替利珠单抗 IMpower 010 (n=1005, mITT)	帕博利珠单抗 Keynote-091 (n=1177, mITT)
研究设计	国际多中心、双盲、随机对照研究	国际多中心、双盲、随机对照研究	国内多中心、双盲、随机对照研究	国际多中心、双盲、随机对照研究	国内多中心、双盲、随机对照研究	国际多中心、开放标签、随机对照研究	国际多中心、开放标签、随机对照研究	国际多中心、双盲、随机对照研究
入组人群	IIA~IIIB期(N2)(V8) EGFR/ALK突变阴性	II~IIIB期(N2)(V8)	仅报道III期(V8) EGFR/ALK突变阴性	II~IIIB期(T3N2)(V8) EGFR/ALK突变阴性	II~IIIA期(V8) EGFR/ALK突变阴性	IB~IIIA期(V7) EGFR/ALK突变阴性	IB(肿瘤最大径≥4cm)~IIIA期(V7)	IB(肿瘤最大径≥4cm)~IIIA期(V7)
治疗组方案	4(Q3W)+12(Q4W)度伐利尤单抗+化疗(×4)→术后度伐利尤单抗(×12)	→术后帕博利珠单抗(×13)	3+1+13(Q3W)特瑞普利单抗+化疗(术前×3+术后×1)→特瑞普利单抗(×13)	4(Q3W)+12(Q4W)纳武利尤单抗+化疗(×4)→术后纳武利尤单抗(×12)	3~4(Q3W)+8(Q6W)替雷利珠单抗+化疗(×3~4)→术后替雷利珠单抗(×8)	纳武利尤单抗+化疗(×3 Q3W)	阿替利珠单抗(×16 Q3W)	帕博利珠单抗(×13 Q3W)
主要研究终点	pCR,EFS	EFS,OS	MPR,EFS	EFS	MPR,EFS	pCR,EFS	DFS,OS	DFS,OS
中位随访时间	11.7个月	25.2个月	18.3个月	15.7个月	16.8个月	49.2个月	32.2个月	35.6个月
pCR	17.2% vs. 4.3%	18.1% vs. 4.0%	24.8% vs. 1.0%	25.3% vs. 4.7%	40.7% vs. 5.7%	20.4% vs. 4.6%	-	-
MPR	33.3% vs. 12.3%	30.2% vs. 11%	48.5% vs. 8.4%	35.4% vs. 12.1%	56.2% vs. 15%	28.3% vs. 14.8%		
手术率	80.6% vs. 80.7%	82.1% vs. 79.4%	82.2% vs. 73.3%	78% vs. 77%	84.1% vs. 76.2%	74.0% vs. 76%		
R0切除率	94.7% vs. 91.3%	92.0% vs. 84.2%	95.8% vs. 92.6%	89% vs. 90%		80% vs. 71%		
EFS/DFS	HR=0.68 (NR vs. 25.9个月)	HR=0.58 (NR vs. 17.0个月)	HR=0.4 (NR vs. 15.1个月)	HR=0.58 (NR vs. 18.4个月)	-	HR=0.77 (54.8个月 vs. 20.9个月)	HR=0.66 (II~IIIA期,PD-L1≥1%)(NR vs. 35.3	HR=0.76 (53.6个月 vs. 42.0个月)

	NR						Ⅱ~ⅢA期(PD-L1≥1%):	
OS	NR	HR=0.72 (NR vs. 45.5个月)	HR=0.62 (NR vs. 30.4个月)	-	-	HR=0.73 (NR vs. NR)	Ⅱ~ⅢA期(PD-L1≥1%): HR=0.71; IB~ⅢA期: HR=0.995; Ⅱ~ⅢA期: HR=0.95	HR=0.87
≥3级AE(治疗相关)	32.4% vs. 32.9%	44.9% vs. 37.3%	63.4% vs. 54.0%	32% vs. 25%	69.5% vs. 65.5%	33.5% vs. 36.9%	10.7% vs. 0	15% vs. 4%
全部irAE	23.7% vs. 9.3%	26% vs. 9%	42.1% vs. 22.8%	35% vs. 10%	-	19.9% vs. 1.1%	52.1% vs. 9.5%	39% vs. 13%
肺炎	3.7% vs. 1.8%	6.1% vs. 1.8%	~6% vs. ~1%	5% vs. 1%		1.1% vs. 0.6%	3.8% vs. 0.6%	6.9% vs. 2.9%
国内获批适应证	-	-	-	-	-	联合含铂双药化疗,用于可切除(肿瘤≥4cm或淋巴结阳性)NSCLC成人患者的新辅助治疗,无论PD-L1表达水平	手术切除及铂类化疗后PD-L1 TC≥1% Ⅱ~ⅢA期NSCLC辅助治疗	-
指南推荐	-	-	-	-	-	纳武利尤单抗联合含铂化疗用于所有可手术的Ⅱ~ⅢB(T3N2)期NSCLC的新辅助治疗(《CSCO指南2023》Ⅰ级推荐、《NCCN NSCLC 2024 V5指南》推荐)	Ⅱ A~Ⅲ B(T3N2)期NSCLC根治性术后阿替利珠单抗辅助治疗(限PD-L1 TC≥1%)(《CSCO指南2023》Ⅰ级推荐、《NCCN NSCLC 2024 V5指南》推荐)	Ⅱ A~Ⅲ B(T3N2)期NSCLC根治性术后帕博利珠单抗辅助治疗(《CSCO指南2023》Ⅱ级推荐《NCCN NSCLC 2024 V5指南》推荐)

注:所有数据公布的截止时间为2023.11;Neotorch研究入组了Ⅱ~Ⅲ期的患者,目前仅报道了Ⅲ期的数据;Q3W:每3周;Q4W:每4周;Q6W:每6周。请注意不同研究之间不能直接比较。此数据仅供参考,不暗示或意图在功效或安全性方面进行非劣效性或优越性的比较声明。V8:非小细胞肺癌第8版TNM分期;V7:非小细胞肺癌第7版TNM分期;NR:未达到;irAE:免疫相关不良反应。mITT:改良意向性治疗;PCR:病理完全缓解率;EFS:无事件生存率;OS:总生存期;DFS:无病生存期;NR:未报道;AE:不良反应;irAE:免疫相关不良反应。新辅助治疗指术前抗肿瘤治疗;辅助治疗指术后抗肿瘤治疗。

表 5-1　免疫巩固治疗在Ⅲ期不可切除 NSCLC 患者中的临床研究数据汇总

研究名称	PACIFIC		PACIFIC-6	PACIFIC-R	GEMSTONE-301		KEYNOTE-799	
	度伐利尤单抗（n=476）	安慰剂（n=237）	度伐利尤单抗（PS 0/1）（n=114）	度伐利尤单抗（n=1 399）	舒格利单抗（n=255）	安慰剂（n=126）	帕博利珠单抗队列A（n=112）	帕博利珠单抗队列B 非鳞状细胞癌（n=102）
研究设计	国际多中心、双盲、随机对照Ⅲ期研究		国际多中心、开放标签Ⅱ期队列研究	国际、观察性、回顾性真实世界研究	国内多中心、双盲、随机对照Ⅲ期研究		国际多中心、开放标签、非随机Ⅱ期队列研究	
中位随访时间	34.2 个月		31.5 个月	38.7 个月	27.1 个月	23.5 个月	30.2 个月	25.4 个月
中位 PFS	同步放化疗后:16.9 个月 vs. 5.6 个月，HR=0.55（0.45~0.68）		序贯放化疗后:13.1 个月	意向治疗人群:24.1 个月 同步放化疗:(n=900) 25.6 个月 序贯放化疗:（n=163 ）23.2 个月	意向治疗人群:10.5 个月 vs. 6.2 个月，HR=0.65（0.5~0.84） 同步放化疗:（n=254)15.7 个月 vs. 8.3 个月，HR=0.71（0.50~1.00） 序贯放化疗:（n=163)8.1 个月 vs. 4.1 个月，HR=0.57（0.38~0.87）		30.6 个月	NA
1 年 PFS 率	55.7%	34.5%	50.1%	62.4%	49.5%	32.3%	67.3%	69.4%
2 年 PFS 率	45.0%	25.1%	35.3%	50.1%	38.6%	23.1%	55.3%	60.6%
3 年 PFS 率	39.7%	20.8%	—	42.2%	—	—	—	—
5 年 PFS 率	33.1%	19.0%	—	—	—	—	—	—
中位 OS	47.5 个月 vs. 29.1 个月，HR=0.72（0.59~0.89）		39 个月	NR	NR vs. 25.9 个月，HR=0.69（0.49~0.97），成熟度 36.5%		NR	
1 年 OS 率	83.1%	74.6%	84.1%	-	86.0%	83.2%	81.3%	88.2%
2 年 OS 率	66.3%	55.3%	69.8%	73.3%	67.6%	55%	64.3%	71.2%
3 年 OS 率	56.7%	43.6%	56.5%	63.2%	55.8%	29.5%		
5 年 OS 率	42.9%	33.4%	-	-				
≥3 级 irAE	4.2%	3.8%			5.0%	<1.0%	16.1%	8.8%
国内获批适应证	度伐利尤单抗用于接受铂类药物为基础的化疗同步放疗后未出现疾病进展的Ⅲ期不可切除 NSCLC 患者的巩固治疗				舒格利单抗用于接受铂类药物为基础的同步或序贯放化疗后未出现疾病进展的、Ⅲ期不可切除 NSCLC 患者的治疗			
指南推荐	根治性同步 / 序贯放化疗后度伐利尤单抗巩固治疗（《NCCN NSCLC 2024 V5 指南》Ⅰ类推荐）;根治性同步放化疗后度伐利尤单抗巩固治疗（《CSCO NSCLC 指南 2023》Ⅰ级推荐）				同步或序贯放化疗后舒格利单抗巩固治疗（《CSCO NSCLC 指南 2023》Ⅰ级推荐）		-	

注:所有数据公布的截止时间为 2023 年 12 月。请注意不同研究之间不能直接比较。此数据仅供参考,不暗示或意图在功效或安全性方面进行非劣效性或优越性的比较。PFS:无进展生存期;OS:总生存期;irAE:免疫相关不良反应;NA:未报道;NR:未达到。